U0100758

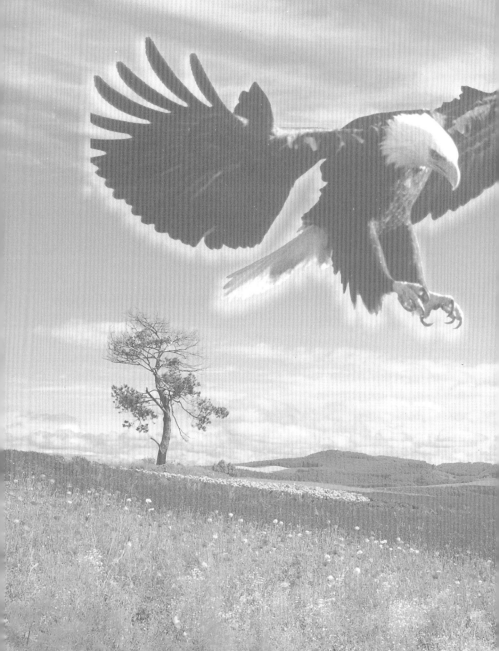

大展好書　好書大展
品嘗好書　冠群可期

大展好書　好書大展

品嘗好書　冠群可期

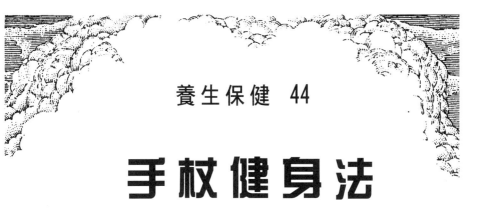

養生保健 44

手杖健身法

趙瑞麟　著

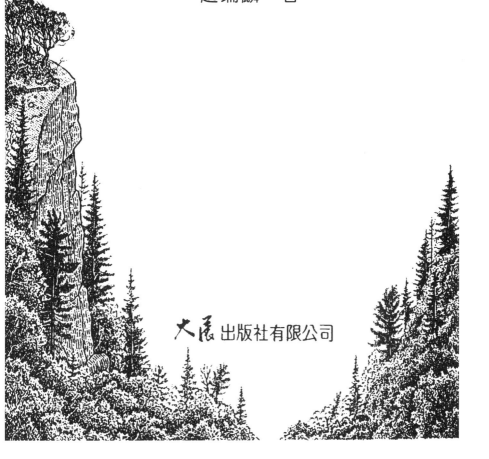

大展出版社有限公司

手杖健身

量力而做持之以恒

簡便易行

一九九三年八月 榮高棠

手杖健身法是老年人

健康長壽之要道

王在山

手杖健身 合理運動

以操会友 服务经济

季明寿

手杖健身法是老年

人强身壮骨延年益

寿之良方

周志仁 一九三年九月一日

拄杖而行穩 持杖而

練健膝穩且健康樂

無限

丙申雲台年 六月

葉風基

8

知其道以其法

利有恒身心佳

賀趙瑞麟先生《手杖健身探》一書出版

二〇〇八年之夏月 齊魯宗貴題

手杖健身　延年益寿

壬午年　朱广新

手杖健身

杖利于坚持

手易于坚延年

手易费益寿在寿延

张传勤

二〇〇八年五月

作者簡介

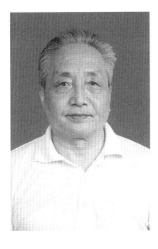

趙瑞麟 男，1930 年生。山東菏澤市人。教授。中共黨員。1952 年由菏澤師範畢業並參加工作；1958 年畢業於山東師院體育系並留校任教（1960 年在上海體育學院進修一年）；1962 年在山東財經學院任教；1973 年任菏澤師專體育系主任，1984 年任菏澤師專副校長；1988 年申請調回山東經濟學院。1990 年 12 月退休。

先後擔任中華全國體育總會山東省分會委員、山東體育科學學會理事、山東省高校體育研究會理事、全省師專體育教研組組長、山東省老年人體協科委會委員、山東經濟學院老年人體育協會主席。

1953 年被評爲菏澤縣優秀教師；1973—1982 年多次被評爲優秀教師、先進工作者；1982 年山東省政府授予其山東省勞動模範稱號；1984 年山東省委、省政府授予其「振興山東體育金質榮譽獎章」；1978 年當

選爲第五屆山東省人大代表；1983年當選爲第六屆全國人大代表；1992年被評爲山東省先進離退休工作幹部；1993年被山東省老教協評爲在老教協中做出突出成績者，同年被山東省委高校工委評爲省高校優秀共產黨員；1999年、2001年、2003年被山東經濟學院評爲優秀共產黨員。

編寫的《簡易田徑場地測畫》1973年由山東人民出版社出版；編寫的《田徑競賽的組織與裁判法》1978年由山東人民出版社出版；編著的《田徑運動場地》1991年由人民體育出版社出版。

1979—1980年受山東省教育廳的委託，負責組織和參與編寫了全省師專體育專業的田徑、體操、武術、籃球、排球等11門課程的《教學大綱》；1980—1984年受山東省教育廳的委託，負責組織和審編了全省師專體育專業的體操、武術、籃球、排球等5門課程的教材；1985年受國家教委和山東省教委的委託，負責組織和主編全國高校師專體育專業的《田徑教學大綱》，由高等教育出版社出版。發表論文十餘篇，有的被全國、省老年人體協召開的論文報告會評爲大會論文或優秀論文。

1991年，創編了《手杖健身法》，6月開始在山東經濟學院試行。12月通過省有關專家測評，結論爲：形式新穎、內容全面、方法簡便、運動量適中、針對性強、比較安全等，是一套適宜於退離休等老年人健身的科學方法。

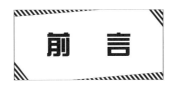

前　言

　　太陽由東到西，人生從少至老，這是一個自然變化規律。目前在中國 13 億人口中，60 歲以上的老年人有 1 億左右。隨著社會的發展、人們生活條件和保健措施的改善、體質的增強、壽命的延長等，中國及世界各國的老年人會越來越多，在人口中所占的比例會愈來愈大。

　　從歷史的長河看，絕大多數的老年人，在養兒育女、傳宗接代，改造客觀世界，推動社會發展前進等諸方面，都做了應有的貢獻。我們這個具有五千年歷史的文明古國，形成了養老、愛老、敬老的社會優良傳統。特別是當前，從中央到地方各級人民政府、各行各業、各單位等，都把老年人工作列入了議事日程，不僅盼望老年人身體健康長壽，安度幸福的晚年，而且盼望老年人在各自的技能領域中繼續發揮光和熱。

　　但是，如何能夠使老年人身心健康，延年益壽，在安度幸福晚年的過程中再獻光和熱呢？這涉及到物質、環境（社會環境、家庭環境和自然環境）等客觀條件和身體、心理、精神等主觀狀態之諸多因素。例

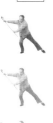

如身體，從生理變化的角度上看，人到老年，全身各個器官系統的機體組織都在逐漸老化，生理機能日趨減弱，這是人體發展變化的客觀規律。但從我國人民幾千年來對健康長壽的研究和實踐經驗證明，其規律性的變化雖不能改變，而只要遵師重道，採取綜合性的措施，是可以延緩衰老，使健康常在、益壽延年的。如《黃帝内經·素問》中講：「上古之人，知其道者，法於陰陽，和於術數，食飲有節，起居有常，不忘作勞，故能形與神具，而盡終其天年，度百歲乃去。」又講：「中古之時，有至人者，淳德全道，和於陰陽，調於四時，去世離俗，積精全神，遊行天地之間，視聽八達之外，此蓋益其壽命而強者也……」秦國丞相呂不韋在《呂氏春秋》中首先提出了「流水不腐，戶樞不蠹，動也」的高明而可貴的健身論點，並認爲「形不動，則精不流，精不流，則氣鬱」，不運動就會「氣不達」「血脈雍塞，百病叢生。」漢代名醫華佗有「人身常動搖，則穀氣消，血脈通，病不生，人猶戶樞不朽也」的健身論述。毛澤東在《體育之研究》中指出：「善其身無過於體育。體育於吾人實占第一之位置……學有本末，事有始終，知所先後，則近道矣。」

總之，健康長壽之道，是多方面的，是個綜合性的課題，而體育運動，則是這個課題中的重要内容之一。

爲此，於 1991 年 4 月，爲離、退休老年人創作了這套《手杖健身法》。

在實踐過程中，上級有關領導、專家，及中央電視臺、山東省電視臺、山東省《老幹部之家》月刊、山東省老年大學等，都給予了大力支持、關心、鼓勵。

1993 年，原中央顧問委員會秘書長、國家體委顧問榮高棠；原山東省老齡委主任、山東省老年體協主席王金山；中國奧會副主席、山東省老年體協常務副主任季明燾；中國中學生體協副主席、山東經濟學院黨委書記周志仁等領導同志爲該書題詞。

2008 年，山東省委常委、宣傳部長、省人大副主任、中國老年人體協副主席、山東省老年人體協主席董鳳基；山東省人大副主任何宗貴；山東省人大辦公廳主任、省老年人體協副主席朱廣新；中國高教管理研究會常務理事、山東省高等教育科學研究會常務副會長、山東經濟學院黨委書記、教授、博士生導師張體勤等領導同志爲該書題詞。

中央電視臺於 1993 年、1999 年、2001 年、2003 年分別在《銀手杖》《健身百法》《中華醫藥》《夕陽紅》等欄目中進行專題播放，《夕陽紅》欄目還爲《手杖健身法》製作了上下兩集的光碟進行推廣。山東電視臺於 1992 年、1993 年、1999 年在《生活之友》及《國際部》兩欄目中進行播放；山東省老年大學於 1993 年舉辦過培訓班。

在創作和實施過程中，呂宴、王宏、賈善玉、趙貴田、高承海等省老年體協科委會的領導、專家給予了大力的支持與指導。學院的領導和有關同志給予了

積極的支持與幫助。

「手杖健身法」在編創中，王承忠、陳君珂同志協助動作拍照和攝像工作，郭爰、袁鳴娣同志承擔了配音磁帶的音樂配製工作，趙琨同志爲配音磁帶喊唱口令。

對以上諸位領導、教授、專家及各部門關心、支持的同志，謹在此表示衷心的感謝！

由於創作時間短促，水準所限，裏面難免存有不足甚至錯誤，請批評和指正。

作者

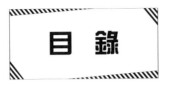

目 錄

17

手杖健身法

18

第一章
手杖健身法

「手杖健身法」顧名思義，就是利用「手杖」進行健身強體、益壽延年的方法。此套健身法，是依據老年人的生理特點、心理特點及持有「手杖」這一便利條件，綜合了有利於復習、鞏固人體活動的部分基本機能動作，選用了我國前人有益於強筋壯骨的練功習武動作和勞動動作而創作設計的。

目的是便於老年人進行體育鍛鍊，健康身體，振奮精神，延緩生理組織老化，防病祛病，益壽延年，在安度幸福晚年之際，發揮力所能及的餘熱，為實現國家的宏偉藍圖再放光輝。

這套健身法共分 16 節，其中有 72 種健身方法，約 700 個健身動作，做一遍約需時 30 分鐘。經初步實踐及有關專家檢測、評定，認為其形式新穎，內容全面，方法簡便，動作穩健，用力均勻，富有節奏，運動量適中，針對性強，效果好，並且具有我國傳統養生特色，閃爍著我們中華民族燦爛文化的光輝，是一套適宜於退、離休等老年人鍛鍊身心的體育科學方法。

第一節
創編「手杖健身法」的依據及作用

一、依據老年人的生理特點及作用

老年人的生理特點主要表現在以下幾方面：

(一)外部表現

毛髮漸白，皮膚乾燥，皮皺增多，並伴有老年斑出現，眼瞼下垂，視力減弱，彎腰駝背，頸項無力，肢體動作遲緩，特別是兩腿在走動時更顯得軟弱無力，甚至會顫動不穩等。

(二)生理組織及其機能狀況

1. 中樞神經系統

神經過程的靈活性降低，興奮與抑制之間的相互轉換速度減慢，神經調節的能力較差，對於刺激的反應遲鈍，神經細胞易疲勞，疲勞後恢復慢。

2. 心臟血管系統

心肌萎縮，結締組織增生，脂肪沉著，因而心肌收縮力量減弱，每搏輸出量減少，動脈管壁的彈性減退，並發

生硬化，管腔變窄，血流阻力加大（尤其是小動脈），使動脈血壓升高，心臟負擔增加，流向肌肉（特別是心肌）的血液受到阻礙，所以老年人的心血管機能較差，體力負荷的能力減退。

3. 呼吸系統

肺組織中的纖維結締組織增多，彈性降低，肺泡萎縮，呼吸肌力量減退，胸廓的活動度減少，因而肺的通氣量和換氣量的功能下降，肺活量減少，殘氣（餘氣）量增加。

4. 消化系統

牙齒咀嚼食物的能力及腸胃消化吸收功能減退，直接影響了對身體營養物質的供應。

5. 運動系統

骨骼中的有機物減少或消失，骨軟骨發生纖維性變化等。關節韌帶的彈性減退，肌肉逐漸萎縮，肌肉力量及彈性降低，肢體和關節活動能力及活動範圍逐漸降低和縮小，因而易發生骨折、關節病及畸形（彎腰駝背、骨質增生等）。

以上這些生理現象和機體內各器官系統組織的功能變化，是老年人隨著年齡的增長，必然要發生的一系列老年性變化（老化）。

「手杖健身法」首先是依據老年人以上這些生理特點而創作設計的，其作用體現在延緩生理老化、增強生理機

能能力和體質。例如：

● 「挎杖　聖水浴面」

　　這主要是頭和面部的活動。因為「頭」是人體的最高司令部，如《道藏》云：「天腦者，一身之宗，百神之會。」頭部又是眼、耳、口、鼻等重要器官集中部位，在視覺、聽覺、表情、語言、咀嚼、呼吸等多種活動中都起著重要作用。因此，男女老幼無不珍視護之。

　　特別是老年人，由於生理老化，功能減退，而導致頭腦不清，記憶力減退，反應遲鈍，易於疲勞等，因此，專對其 7 個部位設計 9 種方法，進行 54 次揉擦、按摩和振動，使整個頭、面和兩耳的皮膚、肌肉、血管、神經等都得到活動，促進其血液循環，改善營養的供應，促進新陳代謝，延緩老化過程，特別是對清神健腦、護顏緩老等都會起到極其有益的作用。

● 「持杖　高臺習眼」

　　眼在人體和人生的位置及重要作用，是老幼皆知、不言而喻的。一個人如果喪失了視力，五彩繽紛的世界就變成一團漆黑，廣闊的天地成為隻身難容和寸步難行的可怕牢寵，因此，人們都把它看成僅次於生命的珍貴器官。而老年人則更關心、更希望自己能夠目明耳聰伴隨到「天年」。

　　因此，依據眼及其附屬結構的生理組織和功能，設此專節，採取 8 法 54 動進行練習。如第一法的「圓睜緊閉」，此動作練習是使上、下眼瞼得到收縮、擠壓、舒張和擴展，促使其血液循環，防止和延緩眼瞼過早鬆弛而導致下垂，影響視線，同時，對外露的眼球部分也是較好的揉擦、清淨活動。又如「遠望近察」一法，是使兩眼的瞳

孔括約肌和瞳孔開大肌得到活動（括約肌收縮時瞳孔縮小，開大肌收縮時瞳孔放大）。其他各法如上、下、左、右、斜、轉等，是使眼的附屬結構（上、下直肌，上、下斜肌，內、外直肌等）得到鍛鍊。因為眼肌運動所起的生理作用不僅是實現眼球的靈活轉動，也是本體感覺非常重要的外周裝置。眼肌的活動不僅鍛鍊了眼肌本身的功能，而且對眼的角膜、晶狀體、玻璃體、視網膜、視神經等視力的生理組織及功能都能起到有益的作用，以利達到明目活睛、通達心靈之目的。

● 「扶杖　舒筋活關」

這主要是關節的活動。因為關節是人體運動中的樞紐，在人體活動的抓、推、拉、舉、跑、跳、立、行等一舉一動中，都擔當著繁重的任務，起著關鍵性的作用。

老年人在活動中較明顯表現出關節不活、肢體不靈、立而不穩、行而顫動等，這都與關節周圍肌肉力量的減弱，關節囊和韌帶的萎縮、鬆弛而導致關節的穩固性和靈活性等機能減退有關。

關節對血液循環的暢通與否也起著重要的作用。因此在本節中，對老年人的頸、肩、肘、腕、指和胸、腰、髖、膝、踝、趾等 11 個部位的關節，設計 20 種方法，做 180 次動作進行鍛鍊，達到鞏固和增強關節周圍肌肉力量、關節囊與韌帶的厚度及其柔韌性，從而鞏固和增強關節的穩固性，提高關節的靈活性；有利於血液循環的暢通，有助於促進血液的運輸、調節等功能的發揮，使身體各器官系統都得到充分的營養，廢物有效排除。進而延緩老化過程，達到體健、身輕、行穩、動靈之目的。

另外，在此節中專為四肢的末梢——手指和足趾設計了鍛鍊動作，這也是按照「樹老焦梢」「人老手腳衰」的自然生理現象而做的。

● 「撐杖　壓蹲跳踮」

為了鞏固和提高壓、蹲、跳、踮等人體生理基本機能，延緩其老化。所以在舒筋活關的基礎上，對肩、髖、腰等諸大關節和有關的肌肉群進一步加強鍛鍊，擴大各大關節的活動範圍，拉長肌肉長度，發展和增大肌肉的伸屈力及爆發力。同時，對消除痙攣、改進血液循環都有良好的作用。

● 「挺杖　伸屈扭轉」

此活動既是針對老年人易於「彎腰駝背」，也是為了提高其基本機能而設計的。練習此節的活動，可鞏固和增強胸、腰、腹、背等各肌肉群的力量、柔韌及脊椎等有關骨骼的支撐功能，使老年人挺胸、昂首，充滿朝氣。

● 「拄杖　蹬踹踢彈」

這主要是針對「人老先老腿」的生理老化現象設計的。由蹬、踹、踢、彈等腿部基本機能動作的練習，加強腿部肌肉、骨骼、關節等的活動，發展其力量、靈敏、協調等素質，鞏固提高腿部基本機能能力，使老年人邁著健康的步伐前進。

以上 4、5、6 三節的內容和作用，一方面是出於預防老年人過早地「彎腰駝背」「人老先老腿」的生理特點而設計的，但從另一方面講，它的作用就更廣泛了。因為壓、蹲、跳、踮、伸、屈、扭、轉、蹬、踹、踢、彈等，皆屬於人體生理的基本機能，這些基本機能在人們的生活活動中都起著極其重要的作用。

特別是老年人，由於其生理逐漸老化，很容易減弱甚至喪失這些基本機能。老年人擁有這些生理基本機能，在行動上就有了自由，在生活上就有自理的能力。否則，若是體不能伸、屈、扭、轉，腿不能蹲、起、跳、踮，那麼，你能否安享幸福的晚年就要打問號了。

以「蹲、起」為例，假若某位老者在「蹲、起」的生理機能能力上減弱或喪失，就會直接對其日常生活活動等造成極大的不便。所以，老年人一定要重視它、珍惜它，加強對它的鍛鍊，以利鞏固和提高基本機能能力，延緩其老化過程。

● 「握杖　仲尼拉弓」

拉弓射箭，在我國有著悠久的歷史。在過去，它是捕獵、作戰的銳利武器，在射擊目標中有遠的、近的、高的、低的、左的、右的、空中飛的、地上跑的等，這就要求弓箭手不但要具有一定的力量，而且還要有敏捷的反應、精密的分析和準確的判斷等能力。因此，它對增強力量、發展智力等有良好的作用。

孔老夫子不僅把拉弓射箭作為自己的養生之道，並將其列為教育學生的一門主要課程（禮、樂、射、御、書、數）。現在「古為今用」，藉以鍛鍊我們的身心。

● 「提杖　習齋練劍」

劍在過去，曾是權勢的象徵，如皇帝的劍被稱為「尚方寶劍」。它也是習武作戰的銳利兵器，同時還是歷代人們所喜愛的文明而高雅的一項健身活動。它能使人們在手、眼、身法、步等得到全面鍛鍊，使人獲得「剛柔相濟，形神兼備」的效果。

在中國，歷代都有練劍的名家高手，清朝的顏習齋就是其中之一，文武兼備。毛澤東在《體育之研究》中講：「習齋遠跋千里之外學擊劍術於塞北，與勇士角而勝焉。故其言曰，文武缺一豈道乎？……此數古人者，皆可師者也。」這也是本節命名為「習齋練劍」的原因所在。

● 「拉杖　魯班鋸木」

魯班是我國春秋時代著名的能工巧匠，被歷代木工稱為「祖師」。是人們非常崇敬的古人之一。

魯班鋸木，就是借用拉大鋸的動作鍛鍊身心的。此動作的特點是，方法簡便，動作穩健、鍛鍊全面，對發展人體力量、協調性及節奏感有顯著作用。

它是本套健身法中簡、穩、全的代表，易學易練不易忘。有人說，此法是聞其名、知其形、明其法、領其意、通其神，一看就會，無師自通。

● 「拖杖　神農鋤田」

神農在傳說中是我國古代的一位偉大的農業和醫藥的發明家，為造福人類做出了偉大而輝煌的業績，受到我國歷代人們的尊崇。

神農鋤田，則是借助鋤田的勞動動作鍛鍊身心。它不僅有方法簡便、鍛鍊全面等特點，並且由屈腿、彎腰、上體前俯等使人體處於非正常狀態下去活動，這就增加了活動的難度，擴大了活動範圍，增強拋、拉的力量，提高了肢體協調配合能力等身體素質，當然也就能獲得更加全面的健身效果。

● 「揮杖　揚場豐收」

揚場在我國過去的農業生產上是收穫的最後一道工

序。從健心上講，前有鋤田的辛苦（鋤禾日當午，汗滴禾下土），後有豐收的喜悅。從健身上講，揚場動作是起身揮臂的伸展活動，它與前面屈腿、彎腰、俯身的鋤田動作是相反相成的。鍛鍊身體就要有起有落、有俯有仰、屈伸相間，才能取得全面鍛鍊的效果。

● 「搖杖　艄公行船」

它是採用水上行船搖櫓的動作。此動作易學易做，活動全面，剛柔並舉，且有一定的強度，對人體上下肢的協調配合及力量，柔韌等體質的鍛鍊，皆有明顯的效果。

● 「掄杖　乘風破浪」

乘風破浪是艄公行船的高潮，它是本套健身法中身體上下起伏最大、體臂繞環的幅度最大、運動強度最大、運動生理曲線上升最高的一節，所以，它不僅是對力量、柔韌、協調等身體素質的鍛鍊，也是顯示老年人的老當益壯、不怕困難、繼續前進的活動。

「仲尼拉弓」「習齋練劍」「魯班鋸木」「神農鋤田」「揚場豐收」「艄公行船」「乘風破浪」這七節的健身內容都反映著國人用來強筋壯骨的練功習武內容和勞動動作，其方法和作用，也是針對老年人的生理特點而設計選用的，其特點是從軀幹到四肢、從頭到腳等進行全面性的健身鍛鍊。

從動作上有伸有屈、有推有拉、有舉有落、有揮有搖、有刺有抹、有握有放、有緊有鬆、有實有虛、有撲有跨、有俯有仰、有正有側、有高有低、有進有回。

在思想教育上體現出有志有勇、有勤有德等。所以，它能夠較全面而有效地鍛鍊老年人的身心，收到多方面的

鍛鍊效果。

第一，可增強力量、速度、靈敏、協調等身體素質。

第二，可使全身 206 塊骨骼及 600 餘塊肌肉大部分都得到鍛鍊。

第三，鞏固和提高肢體的協調配合能力。

第四，加速和改善全身的血液循環，充分發揮血液的運輸、調節、防禦等作用。

第五，使神經系統的傳導、反射、興奮、抑制等得到快速、及時而協調的配合。因為，人體各器官系統的活動所以能夠協調一致，成為一個統一的整體，完成各種單個動作和聯合動作，關鍵是神經系統在起作用。而肢體相互之間的協調配合，完成富有節奏的聯合動作對神經系統的興奮、抑制、傳導、反射等功能的鞏固、強化和提高同樣有積極的作用。

第六，在思想上得到先賢古聖偉大業績的教育、鼓舞，享受著我們中華民族燦爛文化光輝的照耀和薰陶，從而對其愛國、勤勞、堅強、勇敢等思想道德品質都有良好的影響。

● 「捧杖　吐故納新」

即呼吸運動。呼吸是人體生命活動的重要特徵之一，是維持人體生命的必需。呼吸是人體攝取氧氣，排除二氧化碳等廢氣的重要通道。呼吸還可以幫助血液和淋巴的循環。

眾所周知，人體一切活動所需要的能量和維持體溫的熱量，都是來自體內營養物質的氧化，而氧化過程所需要的氧，都是由呼吸從外界攝取到體內的。故呼吸系統的強與弱，會直接影響人的健康及生命的延續。

據有關資料介紹，我國成年男子的肺活量為 3500～4000 毫升，女子為 2500～3500 毫升，訓練有素的人可達到 5000 毫升。人體在平和呼吸時，每次吸入約 500 毫升的新鮮空氣，除停留在無效腔的氣量（約有 140 毫升）外，肺泡通氣量約占 360 毫升，只不過增加肺泡中原來氣體容量的七分之一（肺泡原來氣體容量大約為 2400 毫升）。由此可知，人在平和呼吸時，每次呼吸只更換了肺泡氣的七分之一，而很多的肺泡沒能得到氣體交換，不能更換新鮮空氣，天長日久，就會使這部分肺泡由於得不到活動，不能及時吐故納新，而加速了組織老化、功能減退，進而影響了整個機體內氧氣的供應。

「吐故納新」一節，就是為了把更多的肺泡調動起來，參加活動，及時地更換新鮮空氣，鞏固、強化和提高其生理功能，以便充分滿足整個人體內氧氣的供應而創作設計的。

第 14 節和第 16 節「拎杖　駕鶴雲端」「執杖　信步神州樂園」（包括閉目養神、跨步跳等）是放鬆活動。鍛鍊身體在某些方面與治理國家一樣，「張而不弛，文武弗能也；弛而不張，文武不為也；一張一弛，文武之道也」。在進行一段時間的運動之後，應做一些緩慢、柔和、放鬆的動作，使人體從運動狀態逐漸過渡到安靜狀態，使緊張的神經、肌肉等都得到放鬆，使由運動而造成的暫時性的缺氧得到補充，並加速靜脈血液的回流，促使疲勞的機體恢復。

以上按節次，一一分述了各節創作設計的依據和作用，但從整個人體上講，它是一個統一的有機整體，在這個統一的有機整體中，各器官系統之間、肢體之間，都是

相互依存、相互聯繫、相互影響的。肢體健壯了有利於心臟機能的增強，心臟機能的提高是整個身心健康的樞紐和源泉。

這套由 16 節組成的「手杖健身法」，雖然各節有各節的特點和側重，但各節之間都是相互聯繫、相互影響的，各節的活動都牽動著整體，各節的作用都對整個身心健康起著積極的作用和良好的影響。

二、依據老年人的心理特點及作用

人到老年一般都是心地善良，情緒穩定，喜歡安靜，願聽吉利話，忌聞不祥語等，所以，在這套「手杖健身法」的各節名稱和動作上，盡力符合老年人的心理特點。如：

(一)在各節的名稱上加以體現

第 1 節「拷杖　聖水浴面」。此節本是頭和面部的按摩活動，而其名稱卻運用了「浴面」二字。並在「浴面」前又冠以「聖水」一詞。意思是用神聖而高潔之水進行浴面，以達聖潔純淨、目明耳聰、精神煥發、童顏永生。

第七、八兩節，是借拉弓射箭和舞劍的動作鍛鍊身體，而其名稱既沒有開門見山地命名為「射箭」「舞劍」，而是取名為「仲尼拉弓」「習齋練劍」。因為，仲尼（孔子，字仲尼）是我國春秋末期的思想家、政治家、教育家、聖人，他不僅以射箭為養生之道，並把「射」（禮、樂、射、御、書、數）作為教育學生的一門課程；

顏習齋是清朝時期研究學問，主張實踐，兼長武術，文武雙全的人。仲尼和習齋都是毛澤東同志早在 1917 年發表的《體育之研究》這篇光輝著作中提到的重視養生之道的數位古人中的兩位。所以，借用他們的養生之道進行健身，以他們的名字命名，是以此激發我們健身之興趣，取得健身之成效。

還有取名為「魯班鋸木」「神農鋤田」等，也含有此意。因為，神農和魯班都是我國古代傳說中最受尊崇的人，借鑒他們造福於人類的偉大之舉的勞動動作進行鍛鍊身體，以他們萬古流芳的名字來命名，使人在思想、感情上產生一種崇高、自豪而又親切之感。

最後一節，是鍛鍊結束時的放鬆活動，但卻取名為「信步神州樂園」，意為我們在這山青水秀、安定團結、蓬勃發展的神州樂園中悠閒自得地信步暢遊，使人有一種自豪、舒暢、愉快、幸福之感。

（二）在全套健身法的動作上，都選用動而不猛、轉而無險的具有穩健、協調、柔和、緩慢並富有節奏性的動作，而沒有把那些兇猛、劇烈、蠻倔、彪悍及帶有刺激性的格鬥拼殺、吼聲震天、餓虎捕食、狼逐鷹旋等動作編入在內，以防老年人心頭不悅及傷害事故的發生。

三、依據老年人手持拐杖的便利條件及作用

老年人拄杖而行，在我國有悠久的歷史。《後漢書》記載：「民年七十授杖。其端以鳩鳥為飾，鳩者，不噎之

鳥也。」近來在武威縣出土的西漢木簡記載，西漢頒王杖詔曰：「高皇帝以來，……甚哀憐耆老。高年贈王杖，上有鳩，使百姓望見之，比於節。」節，代表天子的特殊信物。詔令嚴禁毆辱受杖主，否則「應論棄市」（注：犯此罪者，要判死刑，斬首示眾）。《記・王制》曰：「五十杖於家，六十杖於鄉，七十杖於國，八十杖於朝。禮所當用，用之可也。毋強作少壯，棄之弗問。」

在我國（別國可能也不例外），人到老年，不論職位高低，子孫多少，環境優劣，經濟條件如何，是千金難買還是順手而得，一般都是人手一根「拐杖」（也叫「手杖」「文明棍」等），並且，不論何時，去往何處，都可隨身伴行，而其他人也都認為理所當然，無可非議。這種普遍性和可行性的有利條件——手杖，是其他年齡組的人們難以找到的，是任何體育器材無法比擬的。據此，為老年人創作設計了這套「手杖健身法」。

自此，老年人可以沿其健康大道拄杖而行，持杖而練，行、練結合，一杖多用了！

第二節
「手杖健身法」的特點

一、全面系統地鍛鍊和陶冶老年人的身、心

（一）從人體部位上講，它從頭到頸、軀幹、四肢及

其末端的手指、足趾等，都設有單獨的動作進行鍛鍊。

（二）從人體各器官系統上講，如視覺、聽覺、呼吸、運動器官等，都設有專法進行活動。

（三）從人體的基本活動技能方面講，不論是上肢的握、扶、撐、挺、推、拉、揮、搖、掄、拎、柄、捺，還是軀幹和下肢的伸、屈、扭、轉、壓、蹲、跳、踮、蹬、踹、踢、彈等，都設有專節鍛鍊技法。

（四）從人體各部位活動的系統性和全面性上講，如「持杖高臺習眼」一節，對眼睛的練習就設有圓睜緊團、上觀下瞰、左顧右盼、左斜視、右斜視、左環視、右環視、遠望近察等 8 法 54 動。它較系統而全面地鍛鍊了眼球及其附屬結構的機能，有效地鞏固和發揮了眼的「眼觀六路」的基本生理技能。又如「扶杖舒筋活關」一節，此節從人體的頸、肩、肘、腕、指及胸、腰、髖、膝、踝、趾等 11 個部位的關節、韌帶等，設有針對性的 20 種方法、180 次動作進行鍛鍊。它對鞏固和提高各關節的穩固性和靈活性等生理機能及血液循環系統的暢通，都會起到行之有效的良好作用。

（五）從對人的思想影響上講，這套健身法，不僅鍛鍊了身體，並且激發和陶冶了老年人的思想、情感等，如「聖水浴面」「神農鋤田」「仲尼拉弓」「信步神州樂園」等。它一方面使老人感到有自豪和祝福之意，另一方面又有在我們古老、偉大、文明的神州大地親身體驗到現在蓬勃發展的美好前景及民主、富強、幸福的今天。

二、易學易做

(一)部位清楚

在整套健身法中，每節都有其較具體明確的鍛鍊部位和範圍，如「吐故納新」「蹬踹踢彈」等。

(二)方法簡便，動作易做

在整套健身法的 72 種健身方法中，多數都是簡單的聯合動作和某個部位的單個動作，其動作的路線雖有曲、有直、有弧、有環，但多數是變化少重複多。在動作的速度和用力方面，都是緩慢、均勻而柔和的。

(三)名切意實

在整套健身法中，不僅各節具有明確的部位及簡易的動作，並且各節有各節名切意實、形象生動的名稱，如「聖水浴面」「高臺習眼」「仲尼拉弓」「習齋練劍」等，都能夠使老年人聞其名、知其形、明其法、領其意、通其神。正如有的老年人說：「此套健身法，有不少的動作可以一看就會，無師自通」。

三、便於老年人鍛鍊身體

此套健身法，一不受場地大小的限制；二沒有購買和保管、攜帶健身器材的額外負擔；三是使老年人既可以拄

杖而行，又可以持杖而練，使之行、練結合，一杖多用，這就給老年人參加體育鍛鍊打開了方便之門，開拓了一條新的易行樂練的健康之道。

四、運動量適中

人們參加體育鍛鍊，要想達到增強體質、身心受益的目的，則要根據各自的性別、年齡、體質等不同的狀況，採取適宜於自己的運動量和負荷強度，這是參加體育鍛鍊務須遵守的一條重要原則。

如果不遵守這條原則而盲目地採用過大或過小的運動量，其結果不僅對增強體質、延緩衰老無益或收效甚微，反而有損於健康及加速生理老化的過程。

在實踐過程中，我們採用客觀檢測和自我感覺兩種方法，對參加者（男 60～74 歲，女 52～73 歲）進行了測試評定，結果驗證此套健身法的量和強度是適合於退、離休等老年人的。

五、穩健安全

（一）在此套健身法中，沒有難、險的動作。

（二）在動作規格、標準上，都留有可高可低、可大可小的餘地。

（三）所使用活動器物，不屬於易於傷害人的銳利武器。

（四）增加了一個平衡穩定的支撐點——手杖。

第三節
「手杖健身法」的動作名稱和練習方法

一、「手杖健身法」的動作名稱

第 1 節　挎杖　聖水浴面
第 2 節　持杖　高臺習眼
第 3 節　扶杖　舒筋活關
第 4 節　撐杖　壓蹲跳跶
第 5 節　挺杖　伸屈扭轉
第 6 節　拄杖　蹬踹踢彈
第 7 節　握杖　仲尼拉弓
第 8 節　提杖　習齋練劍
第 9 節　拉杖　魯班鋸木
第 10 節　拖杖　神農鋤田
第 11 節　揮杖　揚場豐收
第 12 節　搖杖　艄公行船
第 13 節　掄杖　乘風破浪
第 14 節　拎杖　駕鶴雲端
第 15 節　捺杖　吐故納新
第 16 節　執杖　信步神州樂園

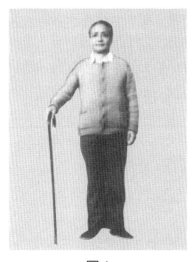

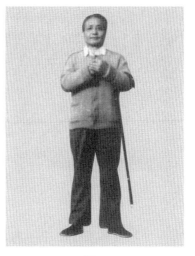

圖1　　　　　　　　　圖2

二、「手杖健身法」的動作圖解和練習方法

第1節　挎杖　聖水浴面

動作說明：

右手拄杖，身體自然站立，左腳向左橫跨半步，成兩腳開立（約與肩寬）；左臂挎杖於肘關節處，屈臂，兩手抱於胸前（左手抱右拳）；頭正身直，目視拳。（圖1、圖2）

1.浴　手

（1）揉　浴

右手半握拳，在左手掌內做內旋揉浴動作，至右手小

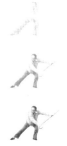

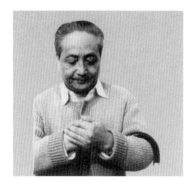

圖3

指觸及左手食指後，右手立即換握在左手上，而左手（成半握拳）緊貼在右手掌內，做外旋揉浴動作，直至小指觸及右手食指後，立即變掌握在右手上。兩手依次相互輪換揉浴一回為一次，共做 6 次。（圖3）

注：下面在各個健身法之後，都附有「口令」，此口令是指揮做該健身法的口令。

【口令】揉浴，一二、二二、三二、四二、五二、六二（一是右手在左手掌內揉浴。二是左手在右手掌內揉浴）。

（2）搓　浴

兩手掌在胸前相對（右手指的末節附貼在左手掌根部），右手順左手指方向自下向上用力搓浴，直至左手指的末節，搓至右手掌根部時止。依次兩手掌相互搓浴，每相互搓浴一回為一次，共做 6 次。（圖4、圖5）

注：浴手的目的是使手生熱發軟，以利於浴面。如果天氣太冷時，可以多搓浴幾次。

【口令】搓浴，一二、二二、三二、四二、五二、六二（一是右手向上搓，左手向下搓。二是左手向上搓，右手向下搓）。

2. 浴　面

將搓、揉已生熱發軟的兩手掌撫按在臉的上半部（食

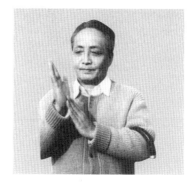

圖4　　　　　　　　圖5

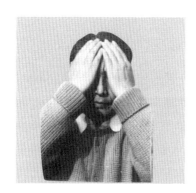

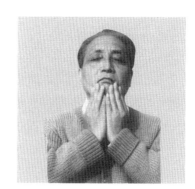

圖6　　　　　　　　圖7

指、中指、無名指要觸及額上部的髮際），兩眼微閉，兩手掌做自上而下的浴面動作，直至食指和中指的末端觸及下腭骨部位時為止。

　　然後，兩手接著再順勢從鼻的兩側部位向上做輕微用力的浴面動作，直至兩手掌指返回到原來的部位（如洗臉一樣，上下反覆地洗）。每上、下浴面一回為一次，共做6次。（圖6、圖7）

【口令】浴面，一、二、三、四、五、六。

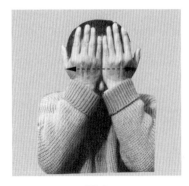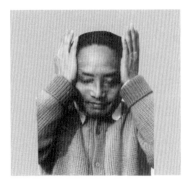

圖8　　　　　　　　　　圖9

3.浴　眼

眼微閉，兩手用小魚際部位分別附貼在眼、鼻之間的部位，對眼瞼做自內向外的滑動摩浴，直至太陽穴部位為止，接著，再返回到原處（返回時不做摩浴動作），共做6次。（圖8、圖9）

【口令】浴眼，一、二、三、四、五、六。

4.浴太陽穴

將兩手掌的近大魚際部位分別附貼在左、右太陽穴處，做自下向後、向上等的回環揉浴動作，每環揉浴一回為一次，共6次。（圖10）

【口令】浴太陽穴，一、二、三、四、五、六。

5.浴前額

（1）右手揉浴

左手托住左腮，右手掌心緊貼在前額，做自下向右的旋

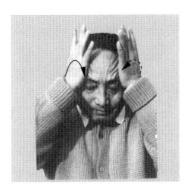

圖 10

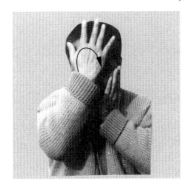

圖 11

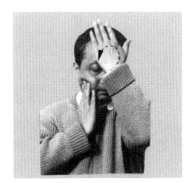

圖 12

轉揉浴動作。

　　每旋轉揉浴一周為一次，共做 6 次。（圖 11）

　　（2）左手揉浴

　　右手托住右腮，左手掌心貼在前額，做自下向左的旋轉揉浴動作。

　　每旋轉揉浴一周為一次，共做 6 次。（圖 12）

　　【口令】浴前額，右手、一、二、三、四、五、六。換左手，一、二、三、四、五、六（先用右手後用左手，各做 6 次）。

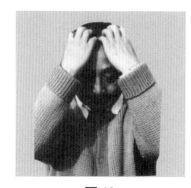

圖 13

6. 梳　髮

兩手並列，掌心向裏，手指自然分開彎曲成齒狀，做從前額髮際向後經頭頂、後腦，直到後頸髮際部位的梳髮動作。共做 6 次。（圖 13）

【口令】梳髮，一、二、三、四、五、六。

7. 浴　耳

兩手掌分別附貼在兩腮（食指貼在耳垂上），做自前下向後上的搓浴動作，直至掌根超過耳輪尖為止。接著兩手做自後上向前下，直到兩手返回到腮部的摩浴動作。每上、下搓浴一回為一次，共做 6 次。（圖 14、圖 15）

【口令】浴耳，一二、二二、三二、四二、五二、六二（一是兩手向後上搓，二是兩手向前下搓）。

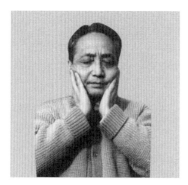

圖 14

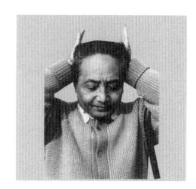

圖 15

8. 浴頭部

　　兩手附貼在兩腮，做自前下向後上經頭頂（百會）、後腦（玉枕）至後頸（兩手分開）後，再向前下，直至喉頭下部的摩浴動作。

　　當兩手摩浴至前額上方時，兩手指應相互交叉。當兩手摩浴至後頸時，頭、頸要做向後上挺的動作，與兩手向前下的動作形成相互對抗的更加有效的摩浴，直至兩手摩浴至喉頭部位為止，環繞摩浴一回為一次，共做 6 次。（圖 16～圖 19）

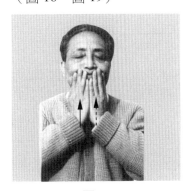

圖 16

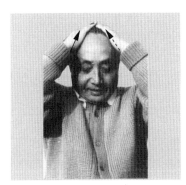

圖 17

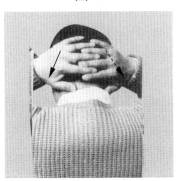

圖 18

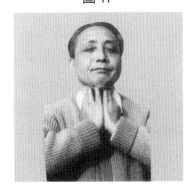

圖 19

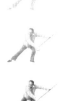

【口令】浴頭部，一、二、三、四、五、六。

9.鳴　炮

兩手用掌心或小魚際捂住兩耳，向內做兩次按壓（貼緊），接著猛然離開兩耳，此時，可以聽到「通」地一下似炮聲，故名「鳴炮」。

共鳴炮 6 次。整個鳴炮動作結束後，要還原到圖 1 的姿勢。（圖 20、圖 21）

【口令】：鳴炮，一二放、二二放、三二放，四二放、五二放、六二放（一是兩手捂住耳朵，二是兩手向內按壓，放是兩手猛然離開耳朵）。

【注意事項】

① 浴面時用力要由輕到重，應適中，速度不可太快；

② 戴戒指、耳環、項鏈者，要注意安全；

③ 天氣寒冷時，可增加揉浴次數，也可在室內單獨做。

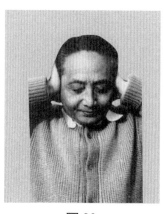

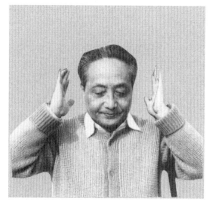

圖 20　　　　　　　　　　圖 21

第 2 節　持杖　高臺習眼

動作說明：

右手拄杖，身體自然站立。原地踏步，意在登上九層之台。登高台的做法是：原地高抬腿踏步走，左右腳各踏一次為一步，共踏 9 步。（圖 22～圖 24）

【口令】上高臺，一、二、三、四、五、六、七、八、九（一至九每個數都是左腳踏住數，而右腳踏空拍）。

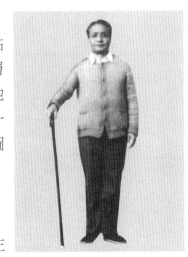

圖 22

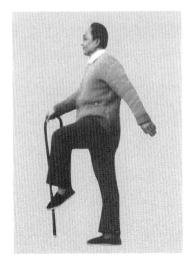

圖 23

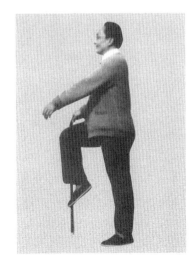

圖 24

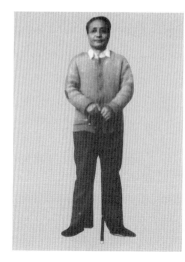

圖 25

登上九層高臺之後，左腳向左跨半步，成兩腳平行開立（約與肩寬）；兩手並握手杖支於體前，杖下端的支點與兩腳的重心點約成等腰三角形，杖上端的把手稍向裏（距身體5公分左右）；全身處於自然、鬆靜狀態，眼前平視。（圖 25）

1. 圓睜緊閉

兩眼用力睜開（二目圓睜），再用力緊閉，使上、下眼瞼得到有力的擴展和擠壓。一睜一閉為一次，共 6 次。

【口令】圓睜緊閉，一二、二二、三二、四二、五二、六二（一是睜，二是閉）。

2. 上觀下瞰

頭不動，兩眼上觀頂天（接近頭頂上方的那一片天），下瞰立地（接近腳下站立的那一點地）上觀為圖 26 ②的方向。一上一下為一次，共做 6 次。

【口令】上觀下瞰，一二、二二、三二、四二、五二、六二（一是觀上，二是瞰下）。

3. 左顧右盼

頭和身體不動，兩眼轉動先向左看再向右看。向左看

時，左眼目光要沿著左眼角的方向看去，右眼的目光要沿著鼻梁的方向看去，如圖26③的方向。每左顧右盼一回為一次，共做6次。

【口令】左顧右盼，一二、二二、三二、四二、五二、六二（一是看左，二是看右）。

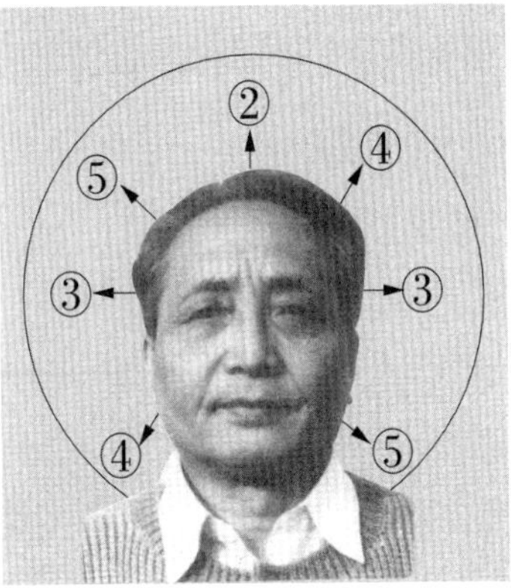

圖26

4. 左斜視

頭不動，兩眼先向左上方看，再返回看右下方。看時要上看頂天，下看立地，如圖26④的方向。每上、下斜視一回為一次，共做6次。

【口令】左斜視，一二、二二、三二、四二、五二、六二（一是看左上，二是看右下）。

5. 右斜視

右斜視與左斜視的方法相同，方向相反，視圖26⑤的方向，共做6次。

【口令】右斜視，一二、二二、三二、四二、五二、六二（一是看右上，二是看左下）。

6. 左環視

頭不動，兩眼從前平視開始，向上、向左經下到右，再向上進行環視，（如圖27⑥的方向。環視時要以天地為

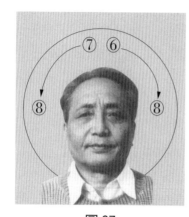

圖 27

目標，環大視遠，使眼球轉動的範圍儘量大些。每環視一周為一次，共做 6 次。

【口令】左環視，一、二、三、四、五、六。

7. 右環視

右環視與左環視的方法相同方向相反，如圖 27⑦的方向。共做 6 次。

【口令】右環視、一、二、三、四、五、六。

8. 遠望近察

① 從右至左，兩眼目光從鼻尖開始，朝著右前方的大地、物體，由近至遠走馬觀花似地掃目而過（比唐詩中「春風得意馬蹄疾，一日看盡長安花」還要快得多）直至渺茫。再向左掃視到左前方，然後從左前方由遠而近地返回到鼻尖為止。每往返一回為一次，共做 6 次。

② 從左至右與①方向相反，方法相同，共做 12 次。如圖 27⑧的方向。

【口令】遠望近察，從右：一回、二回、三回、四回、五回、六回（一是從近向遠環視，回是從遠到近回來。頭可隨視野轉動）。從左：一回、二回、三回、四回、五回、六回。

9. 閉目養神

兩眼微閉，全身自然鬆靜，隨著自然呼吸的節奏，默數從一至六。其作用是使活動多次的眼睛得到稍許放鬆。

【口令】閉目養神，一、二、三、四、五、六（一至六是表示閉目養神的時間）。

【注意事項】避風沙，忌眼疾。

第 3 節　扶杖　舒筋活關

動作說明：

1. 頸　部

兩腳開立，兩手並握手杖於體前。（圖 28）

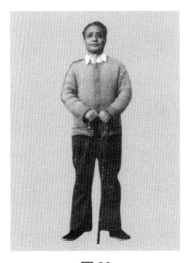

圖 28

（1）左右扭轉

頸部放鬆，頭先向左扭轉到最大限度，再回轉向右扭轉到最大限度。每向左右各轉動一回為一次，共做9次。（圖29、圖30）

【口令】左右轉動，一二、二二、三二、四二、五二、六二、七二、八二、九二（一是向左轉，二是向右轉）。

（2）左繞環

頸部放鬆，低頭由前向左、向後經右回到前，進行繞環，共做9次。（圖31～圖34）

【口令】左繞環，一、二、三、四、五、六、七、八、九。

（3）右繞環

右繞環與左繞環方向相反，方法相同，共做9次。

【口令】右繞環，一、二、三、四、五、六、七、八、九。

注：做繞環動作時，眼可微閉。

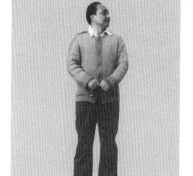

圖29

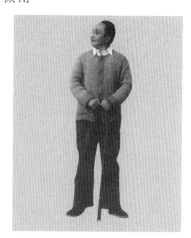

圖30

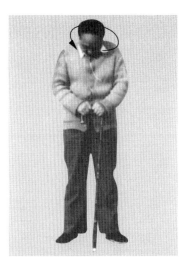

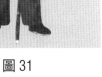

圖 31

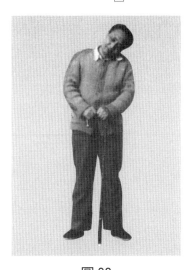

圖 32

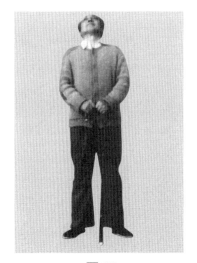

圖 33

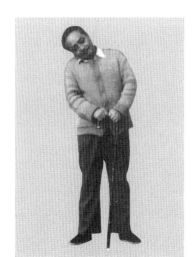

圖 34

2. 肩關節

兩腳開立；兩手正握手杖橫於體前，兩手距離約與肩

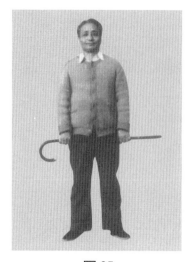

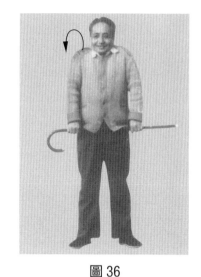

圖 35　　　　　　　　　圖 36

同寬。（圖 35）

　　（1）向前繞環

　　肩關節放鬆，兩臂自然下垂，以上臂上端（接連肩胛部位）為力點，繞身體的橫軸做由下向後、向上、向前再回到下的繞環動作，每繞環一周為一次，共做 9 次。（圖 36）

　　【口令】肩部繞環，向前，一、二、三、四、五、六、七、八、九。

　　（2）向後繞環

　　向後繞環與向前繞環方向相反，方法相同，共做 9 次。

　　【口令】向後，一、二、三、四、五、六、七、八、九。

　　3. 肘關節屈伸

　　兩腳開立；兩臂自然向下伸直，兩手反握手杖橫於體

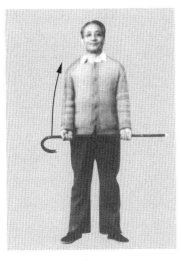

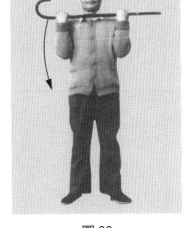

圖37   圖38

前，接著用力屈肘將前臂收於胸前，然後兩臂再放鬆，自然下垂伸直。每伸屈一回為一次，共做9次。（圖37、圖38）

【口令】肘部屈伸，一二、二二、三二、四二、五二、六二、七二、八二、九二（一是屈，二是伸）。

4. 腕關節

兩腳開立；前臂屈肘，前臂前平舉（將手杖橫於前臂上靠近肘關節部位），兩手掌心朝上，五指自然張開。（圖39）

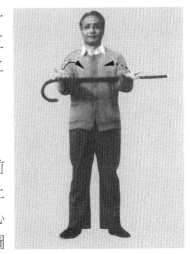

圖39

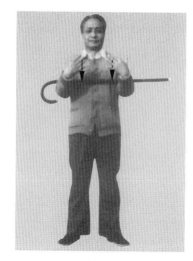
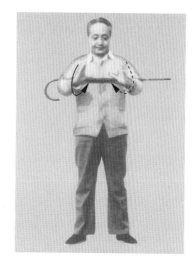

圖 40　　　　　　　　　　圖 41

（1）向內繞環

腕關節放鬆，手心朝上，五指自然分開，以腕關節為軸，兩手用力向內（軀幹方向）、向下、向外（這時掌心朝下）做繞環動作，共做 9 次。（圖 40）

【口令】腕部繞環向內，一、二、三、四、五、六、七、八、九。

（2）向外繞環

兩手掌心朝外，用力向外、向下、向內、向上翻掌再向外做繞環動作，其他與向內繞環方法基本相同，共做 9 次。（圖 41）

【口令】向外，一、二、三、四、五、六、七、八、九。

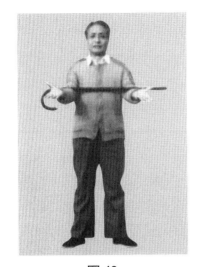

圖 42

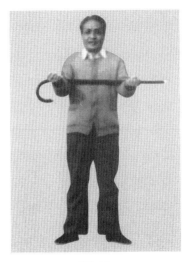

圖 43

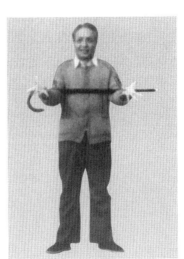

5. 握拳彈指

兩臂屈肘，前臂平舉，掌心朝上，五指用力張開，將手杖橫於兩臂肘關節處。

① 握拳：兩手從手指末節開始依次用力內屈，直至握成拇指在上的握拳（也叫捲餅式握拳）。

② 彈指：握拳後立即令在拇指扣壓下的四指用力快速伸展彈出，拇指也隨之張開，

圖 44

形成五指伸展張開的狀態。共做 9 次。（圖 42～圖 44）

【口令】握拳彈指，一彈、二彈、三彈、四彈、五彈、

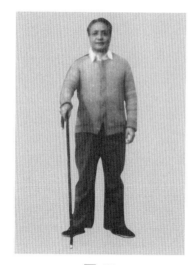

圖 45

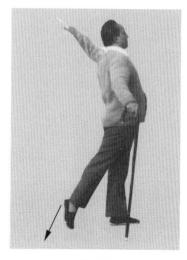

圖 46

六彈、七彈、八彈、九彈（一是握拳、彈是將手指彈開）。

6. 擴　胸

兩腳開立（約與肩寬），頭正身直；右手扶杖於體前，左臂自然下垂。（圖45）

（1）向左側方向的擴胸

以腳跟為軸向左轉體90°，左腳向前趨步（約20公分），接著右腳蹬地，腳跟提起，重心前移，順勢做抬頭挺胸，左臂向左上方揮擺，兩臂外張地擴胸動作，然後胸部內收，身體右轉，恢復成預備姿勢。（圖46）

（2）向右側方向的擴胸

向右側方向做擴胸動作時，換左手扶杖，其他與向左側方向的擴胸方法相同，方向相反。向左、右擴胸共做9次。（圖47、圖48）

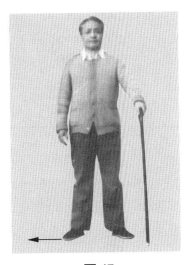

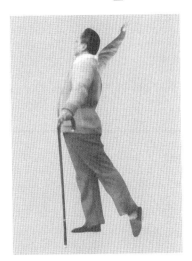

圖47　　　　　　　　圖48

【口令】擴胸，一二、二二、三二、四二、五二、六二、七二、八二、九二（一是擴胸，二是還原。先左後右）。

7. 腰　部

兩腳開立；左手扶杖，右手叉腰，頭正身直。（圖49）

（1）向左繞環

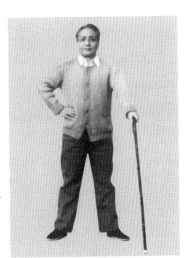

圖49

左手扶杖於左前，右手叉腰，腰部放鬆，上體前屈，以腰椎部位為圓心，環繞身體的垂直軸由前向左、向後、向右、再向前做繞環動作，共做9次。（圖50～圖53）

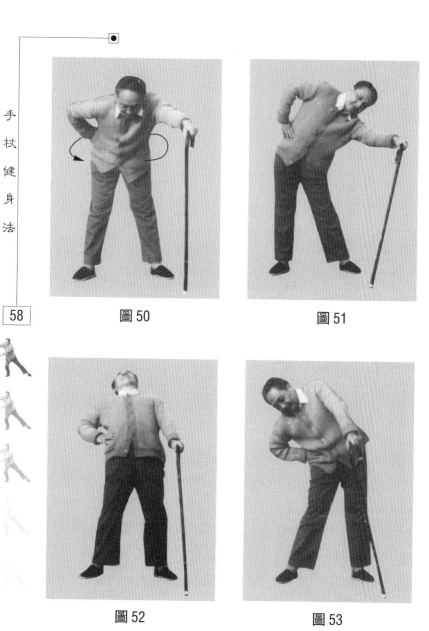

圖 50   圖 51

圖 52   圖 53

（2）向右繞環

右手扶杖，左手叉腰（圖54），其他與向左繞環方向

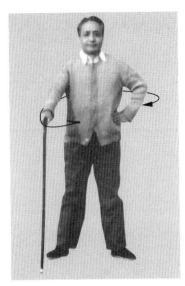

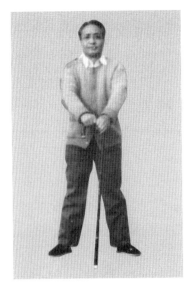

圖 54　　　　　　　圖 55

相反，方法相同，共做 9 次。

【口令】腰部繞環，向左：一、二、三、四、五、
六、七、八、九。向右：一、二、三、四、五、六、七、
八、九。

8. 髖關節

兩手扶杖於體前，兩腳開立約與肩寬，頭正身直；眼
前平視。（圖 55）

（1）向左繞環

髖關節環繞著身體的垂直軸做自前向左、向後、經右
至前的繞環動作。在繞環的整個過程中，要求用力均勻、
動作柔和、幅度要大，共做 9 次。（圖 56～圖 58）

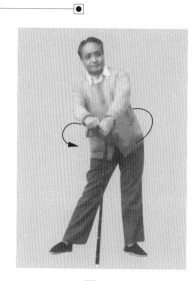

圖 56

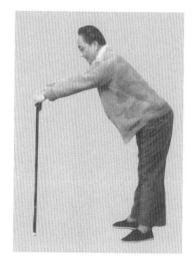

圖 57

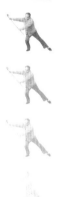

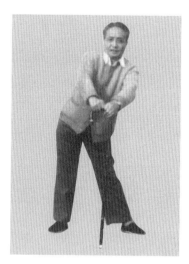

圖 58

（2）向右繞環

與向左繞環方法相同，方向相反，共做9次。

【口令】髖部繞環，向左：一、二、三、四、五、

六、七、八、九。向右：一、
二、三、四、五、六、七、
八、九。

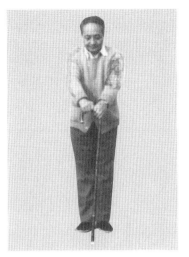

9.膝關節

兩手扶杖於體前，兩腳並
立，上體稍前傾。（圖59）

（1）向左繞環

屈膝半蹲，兩膝合併，用
力（力點在髕骨部位）向前、
向左、經後（直膝）向右至
前，環繞身體的垂直軸做繞環

圖59

動作。在繞環的過程中，屈膝的程度向前時最大。每繞環
一周為一次，共做9次。（圖60～圖63）

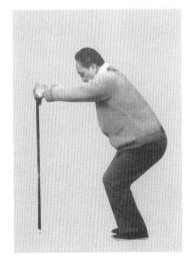

圖60

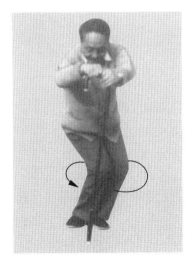

圖61

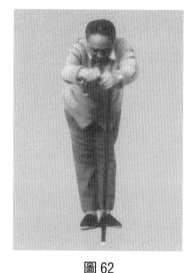

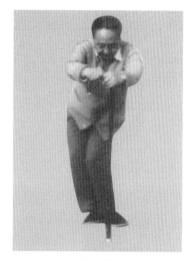

圖 62　　　　　　　　圖 63

（2）向右繞環

向右繞環與向左繞環方法相同，方向相反，共做 9 次。

【口令】膝部繞環，向左：一、二、三、四、五、六、七、八、九。向右：一、二、三、四、五、六、七、八、九。

10. 踝關節

（1）左踝關節向內繞環

左手扶杖，右手叉腰；身體重心移到右腿上，左腳向左後撤半步，自然屈膝，足趾點地，以足趾為支點，做自前向左、向後、經右到前的繞環動作。共做 9 次。（圖 64）

（2）右踝關節向內繞環

右手扶杖，左手叉腰；重心左移，右腳向右後撤半

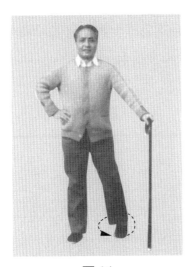

圖 64

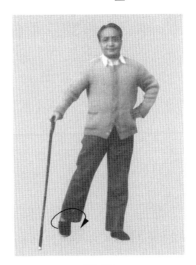

圖 65

步，自然屈膝，足趾點地，以足趾為支點，做自前向右、向後的繞環動作。共做 9 次。（圖 65）

踝關節的另一種形式的繞環方法。

● 左踝關節的繞環

左手扶杖，右手叉腰，重心移到右腿，左腿向左前自然舉起，腳離地約 20 公分，以踝關節為軸，腳掌做逆時針方向的繞環動作，共繞環 9 次。（圖 66）

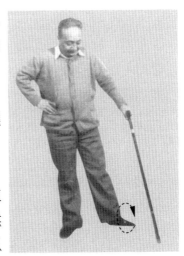

圖 66

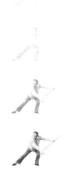

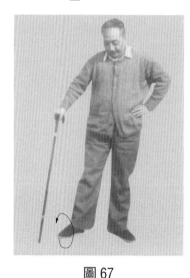

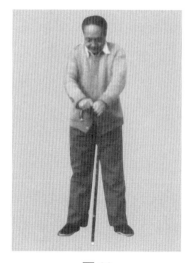

圖 67　　　　　　　圖 68

● 右踝關節的繞環

右手扶杖，左手叉腰，重心移到左腿，右腿向右前自然舉起，腳離地約 20 公分，以踝關節為軸，腳掌做順時針方向的繞環動作，共繞環 9 次。（圖 67）

【口令】踝部繞環，左踝，一、二、三、四、五、六、七、八、九。右踝，一、二、三、四、五、六、七、八、九。

11. 足趾下扒

兩腳開立（約與肩寬）；兩手扶杖於體前；臀部稍後撤，身體重心移在兩腳跟和手杖上，腳前掌稍蹺起，足趾用力做下扒動作（圖 68）。共做 9 次。

【口令】足趾下扒，一、二、三、四、五、六、七、八、九。

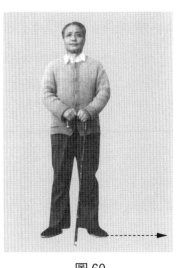

圖 69

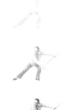

【注意事項】

① 繞環範圍應逐漸擴大；

② 繞環時的用力要均勻，動作要柔和；

③ 要內視繞環部位，特別要重視握拳彈指及足趾下扒的動作；

④ 避開傷、瘡等疾病。

第 4 節　撐杖　壓蹲跳跐

動作說明：

兩腳平行開立；兩手並握手杖撐於體前；頭正身直，目前平視。（圖 69）

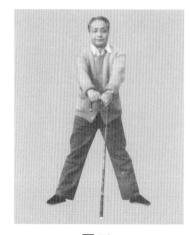

圖 70

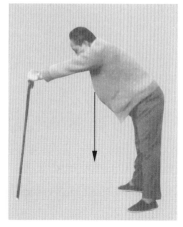

圖 71

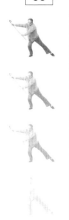

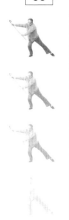

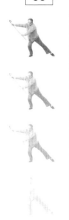

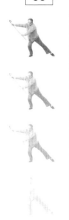

圖 72

1. 壓 肩

（1）屈體前壓肩

左腳向左跨出半步，成兩腳大開立；兩臂向前下伸直，兩手握杖前移，上體前屈；壓肩，上體以肩部為重心，頭稍抬，做富有彈性的下壓。每下壓一次為 1 次，共做 9 次。（圖 70～圖 72）

（2）屈體左壓肩

屈體左壓肩與屈體前壓肩的主要不同之處是，上體前屈後向右側轉體，右手附在左手上，右臂在左臂的右上方，眼從右臂下向右下方看，做向左側的彈性下壓動作。共做 9 次。（圖 73、圖 74）

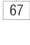

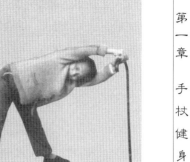

圖 73　　　　　　　　　圖 74

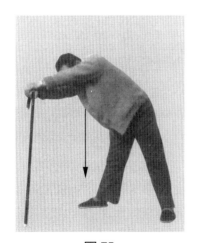

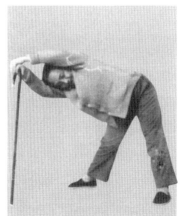

圖 75　　　　　　　　　圖 76

（3）屈體右壓肩

　　與屈體左壓肩基本相同，只是上體向左側轉動，左手附在右手上，眼從左臂下向左下方看，做右側的彈性下壓動作。共做 9 次。（圖 75、圖 76）

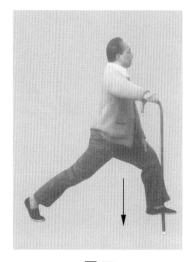 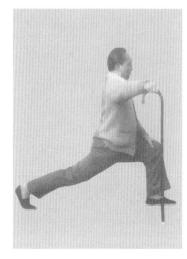

圖 77　　　　　　　　　圖 78

【口令】壓肩

前壓，一、二、三、四、五、六、七、八、九。

左壓，一、二、三、四、五、六、七、八、九。

右壓，一、二、三、四、五、六、七、八、九。

2. 壓　腿

（1）左弓步壓腿

屈體右壓肩後，右手扶杖，上體抬起左轉，左腿屈膝成左弓步，左手扶左膝，同時，右腿向後伸直，腳前掌支地，腳跟提起，做向下彈壓腿的動作。共做 9 次。（圖77、圖78）

（2）右弓步壓腿

左弓步壓腿結束後，身體向右後轉體 180°，成右弓步姿勢，同時，換成左手扶杖右手扶膝，做向下彈壓的動

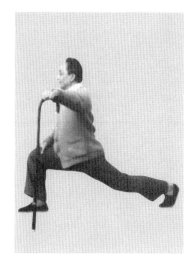

| 圖79 | 圖80 |

作。共做 9 次。（圖 79、圖 80）

【口令】壓腿

左壓，一、二、三、四、五、六、七、八、九。

右壓，一、二、三、四、五、六、七、八、九。

3. 下 蹲

兩腳開立（略寬於肩）；兩手扶杖，屈膝下蹲（最好能深蹲），接著起立（可扶杖），做起、蹲動作時要緩慢。共做 9 次。（圖 81、圖 82）

【口令】下蹲、一起、二起、三起、四起、五起、六起、七起、八起、九起（一是下蹲，起是起立）。

注：如不能深蹲，可半蹲或稍蹲等，一定要量力而行。

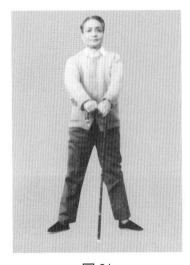

圖81

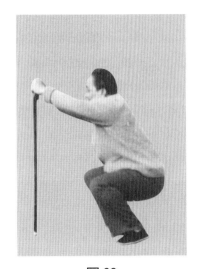

圖82

4. 跺　腳

　　下蹲結束後，隨之兩腳掌蹺起、內扣、著地，兩腳跟內移，使兩腳距離縮小，成兩腳開立，約與肩寬，頭正身直；兩手並握手杖於體前，眼前平視，身體重心前移，做跺腳動作。

　　跺腳時頭要上頂、體要上拔、腳跟上提（如力量不足時，也可借助撐杖的力量），使身體儘量升高，然後放鬆下落，腳跟著地。共做 9 次。（圖83、圖84）

　　【口令】跺腳、一落、二落、三落、四落、五落、六落、七落、八落、九落（一是跺起，落是落下）。

5. 彈　跳

　　兩腳開立；兩手扶杖；身體重心前移到腳前掌，腳跟

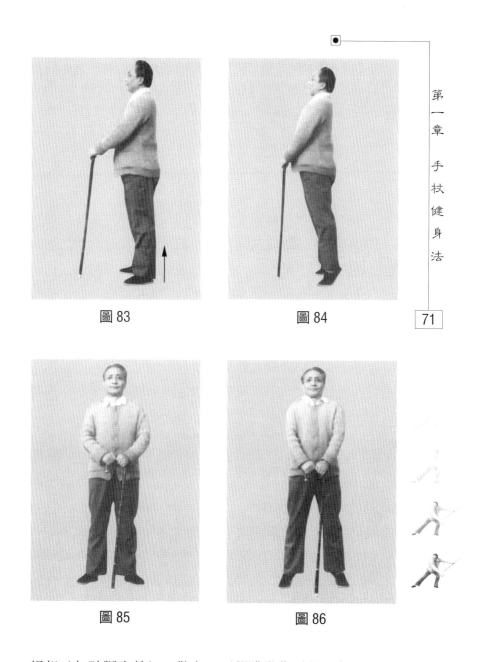

圖83　　　　　　　　　　圖84

圖85　　　　　　　　　　圖86

提起（如踮腳姿勢），做上、下彈跳動作（腳不離地）。
共做 27 次。（圖 85、圖 86）

【口令】跳、一、二、三、四、五、六、七、八、九。
二、二、三、四、五、六、七、八、九。三、二、三、
四、五、六、七、八、九。

6.跨步跳

（1）向左跨步跳

彈跳結束後，換右手扶杖，向左轉體 45°，接著左腳
向左跨一步，右腳向左跨一步，左腳再向左跨一步，接著
左腳起跳（腳不離地），同時右腿屈膝，向左前做自然輕
鬆的擺動。（圖87～圖90）

（2）向右跨步跳

在右腿屈膝向左前擺動的動作結束後，右腳接著向右
後回擺踏地，同時向右轉體，換左手撐杖，左腳向右跨一
步、右腳向右跨一步，接著右腳起跳（腳不離地），同時

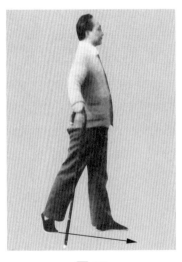

圖87

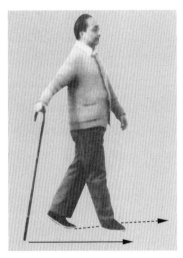

圖88

左腿屈膝向右前做自然輕鬆的擺動。（圖91～圖94）

　向左跨步跳和向右跨步跳相互輪換各做 3 次，並且在

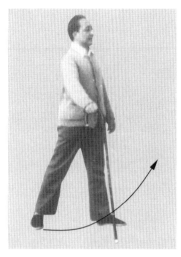

圖 89

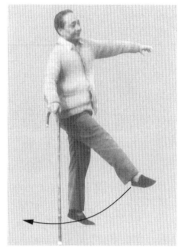

圖 90

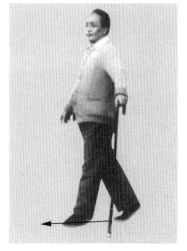

圖 91

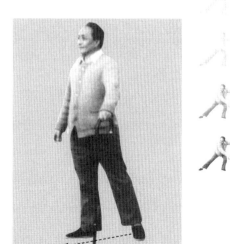

圖 92

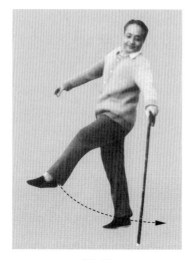

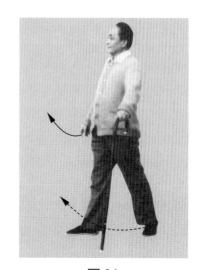

圖 93　　　　　　　　圖 94

做跨步跳的整個過程中，要使全身自然、放鬆，動作協調而富有節奏性。

【口令】跨步跳，一二三跳、二二三跳、三二三跳、四二三跳、五二三跳、六二三跳（第一個一二三跳，是向左跨三步跳起。第二個一二三跳，是向右跨三步跳起。左右輪流各做 3 次，共 6 次）。

【注意事項】

①用力均勻，動作柔和，防止拉傷；

②在做下蹲動作時，不僅要注意蹲和起的速度不可太快，並在下蹲的深度上也應因人而異，不要強求一致；

③握杖要牢固。

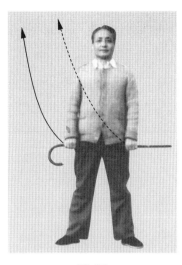

圖 95

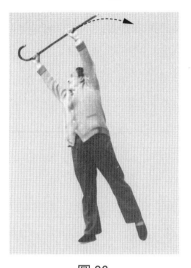

圖 96

第 5 節　挺杖　伸屈扭轉

動作說明：

兩腳平行開立（略寬於肩）；兩手握杖橫於體前（手距約與肩寬）；頭正身直，眼前平視。（圖 95）

1. 向左伸屈扭轉

① 身體右轉，重心右移，左腿內旋蹬地，腳跟提起，腳掌用力向左下方蹬伸；同時，兩手握杖用力向右上方挺舉，並稍向右下扭轉，使身體左側有伸直繃緊之感。（圖 96）

② 接上動。身體向左後轉動，重心左移，右腿內旋，腳跟提起，腳掌用力向右下方蹬伸；兩手握杖隨體轉動，並

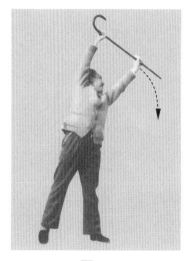

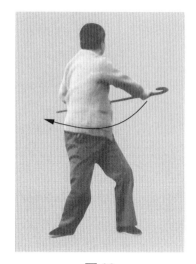

圖 97　　　　　　　　　圖 98

用力向左上方挺舉，使身體右側有伸直繃緊之感。（圖97）

③ 接上動。上體繼續自左向下、向後做螺旋式的下降扭轉，隨著上體的扭轉，逐漸屈膝屈髖，身體重心下降，右腳跟著地成馬步，挺杖臂也隨著上體扭轉做弧形下落。此動作要使上體向左後扭轉到最大限度。（圖98）

④ 接上動。上體放鬆，向右後順勢轉體，同時兩腿逐漸伸直，上體正直；兩手握杖橫於體前。可參見圖95。共做9次。

2. 向右伸屈扭轉

向右伸屈扭轉與向左伸屈扭轉的方向相反，方法相同。共做9次。（圖99～圖102）

當此動作結束後，身體還原成預備姿勢。可參見圖5。

【口令】伸屈扭轉向左，一二三四，二二三四，三二

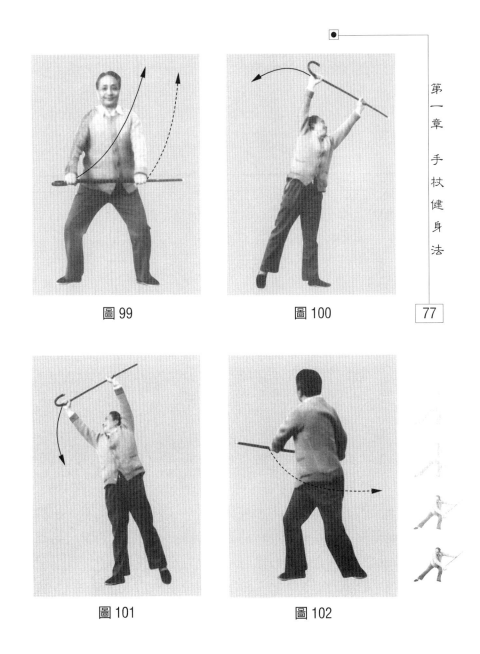

圖 99　　　　　　　圖 100

圖 101　　　　　　　圖 102

三四、四二三四，五二三四，六二三四，七二三四，八二
三四，九二三四（一是向右伸，二是向左伸，三是向左後

扣轉，四是向前轉還原）。向右，一二三四、二二三四、
三二三四、四二三四、五二三四、六二三四、七二三四、
八二三四、九二三四（一是向左伸，二是向右伸，三是向
右後扭轉，四是向前轉還原）。

【注意事項】

① 向上伸展的高度和向側後扭轉的幅度要量力而行，
能高則高，能大則大，不可強求一致，硬達標準；

② 動作要舒展、連貫、協調、緩慢而柔和；

③ 呼吸，可隨伸展而吸，隨放鬆而呼，也可取自然呼
吸。

第6節　拄杖　蹬踹踢彈

動作說明：

1. 蹬　踹

（1）向左方進行的蹬踹

兩腳開立，右手拄杖，頭正身直，眼前平視。（圖103）

① 右腳蹬踹。右手拄杖，左手叉腰，以左腳跟、右腳
掌為軸，向左轉體90°，成兩腳前、後開立的姿勢。接著
右腳蹬地，身體重心移到左腿，右腿屈膝前舉並外旋，同
時右腳（勾腳）順勢向前下方踹出，力點在腳跟部位。踹
出的高度不要超過左膝的高度。右腳踹出後接著放鬆，隨
其下落回擺的慣性屈膝後擺，當右膝擺至左腿內側部位
時，右腳用力向右後下方蹬出。右腳後蹬後放鬆，並隨其
下落前擺的慣性向前邁出一步，手提杖前移一次，換左腳

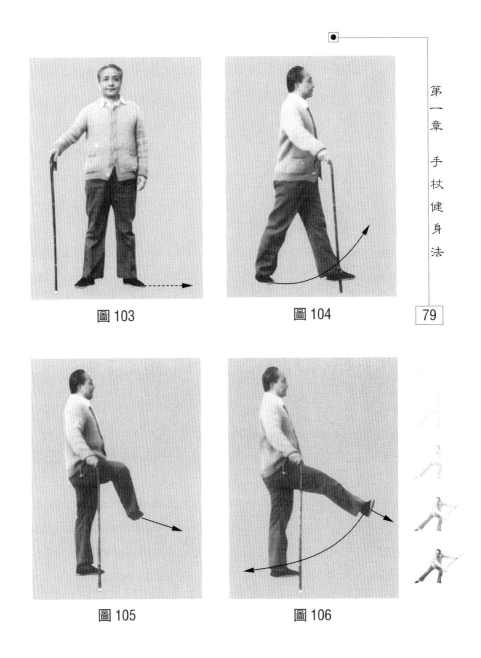

圖 103

圖 104

圖 105

圖 106

蹬踹。（圖 104～圖 107）

　②左腳蹬踹。接上動。左腳蹬地，身體重心前移到右

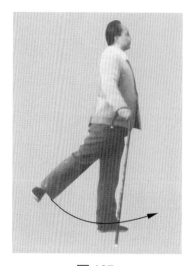

圖 107

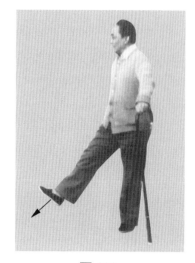

圖 108

腿，左腿屈膝，並順勢前舉到大腿接近水平部位外旋，勾腳用力向前下方踹出，力點在腳跟部。左腳踹出後，接做後蹬（與右腳後蹬的方法相同）。兩腳依次輪換蹬踹，共做9次。

注：每前邁一步都做蹬、踹動作各一次。在向左方向進行蹬踹的最後一個後蹬動作結束後，右腿隨即外旋，同時向右後轉體180°，換左手拄杖，右手叉腰（圖108），再做向右方向進行的蹬踹。

（2）向右方向進行的蹬踹

向右方向進行的蹬踹與向左方向進行的蹬踹方法相同，方向相反。（圖109～圖112）

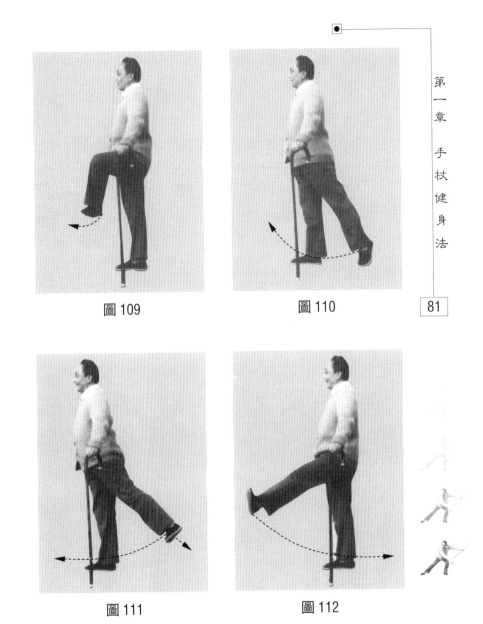

圖 109

圖 110

圖 111

圖 112

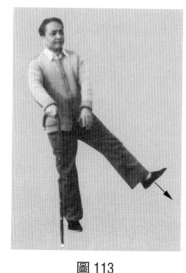

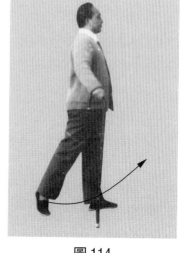

圖 113　　　　　　　　　　　圖 114

2. 彈　踢

　　在向右方向進行的蹬踹結束之後，左腿下落、後擺、外旋，同時以右腳跟為軸向左後轉體 180°，換右手拄杖、左手叉腰，成向左進行彈踢的預備姿勢。（圖 113）

　　（1）向左方向進行的彈踢

　　① 右腿彈踢。右腳蹬地，重心前移，左腳踏地，手杖前移，右腿隨之屈膝（小腿放鬆）前舉（大腿到水平部位），接著小腿用力向前彈踢，腳面繃直，力點在前腳背（圖 113～圖 116）

　　② 左腿彈踢。右腿彈踢後放鬆下落，同時左腳蹬地，重心和手杖前移，右腳向前邁出一步，重心隨之移到右腳，接著左腿屈膝前舉，進行左腿的彈踢，左腿彈踢的方法與右腿的彈踢方法基本相同。（圖 117）

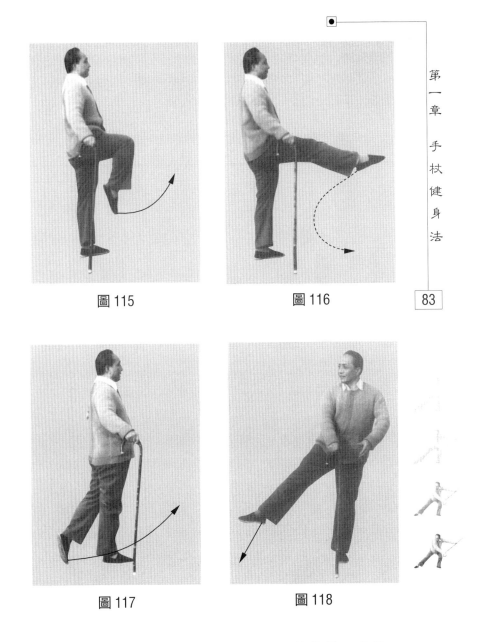

圖 115　　　　　　　　圖 116

圖 117　　　　　　　　圖 118

　　每前進一步做一次彈踢，兩腿相互輪換做，共做 9
次。

（2）向右方向進行的彈踢

向右方向進行的彈踢與向左進行的彈踢，方向相反，方法相同。（圖119～圖122）

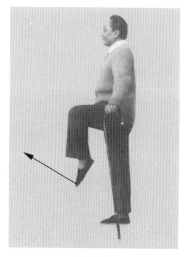

圖 119

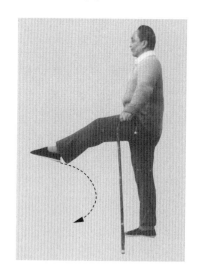

圖 120

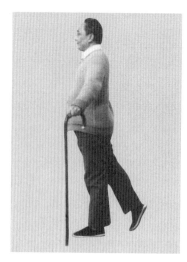

圖 121

圖 122

需要說明的是：

①　向左方向進行的踢彈結束後（參見圖 116），右腿隨下落回擺的慣性順勢後擺、外旋，同時以左腳跟為軸向右後轉體 180°，換左手拄杖，右手叉腰，右腳邁步踏地，重心前移，成向右進行彈踢的預備姿勢（參見圖 118 和圖 119）。

②　向右進行的彈踢結束後，左腿放鬆下落回擺，同時向左轉體 90°，換右手拄杖，還原成圖 103 的姿勢。

【口令】蹬踹踢彈

蹬踹，一二三、二二三、三二三、四二三、五二三、六二三、七二三、八二三、九二三、轉身做一二三、二二三、三二三、四二三、五二三、六二三、七二三、八二三、九二三（一是向前踹，二是向後蹬，三是向前一步。轉體做是向左後轉體 180°，改為向右方向進行）。踢彈，一二，二二，三二，四二，五二，六二，七二，八二，九二，轉體做一二，二二，三二，四二，五二，六二，七二，八二，九二（一是向前彈踢，二是向前邁出一步。轉體是向右後轉體 180°向右方向進行）。

【注意事項】

①　在整個的「蹬踹踢彈」過程中，自始至終都要立穩、行穩、動作穩；

②　用力要適度，不可過猛；

③　力點對，目標準。

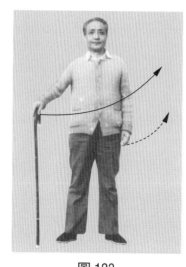

圖 123

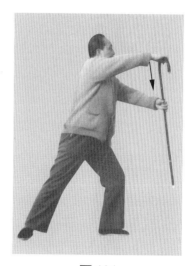

圖 124

第 7 節　握杖　仲尼拉弓

動作說明：

1. 向左進行的拉弓射箭

（1）左式（左腿在前）拉弓射箭

① 從兩腳開立、右手扶杖開始，以右腳跟為軸向左轉體 90°，接著左腳向前邁出一步，踏地屈膝，右腿蹬伸，重心前移，成左弓步；同時右手提杖前擺，換左手握杖，右手在左手後 10 公分處（意在拉弓）成左式拉弓射箭的預備勢。（圖 123～圖 125）

② 拉弓射箭。左腳向前下用力蹬地，上體後撤，身體重心後移，右膝稍屈，左臂用力向前上方挺伸、推頂、穩

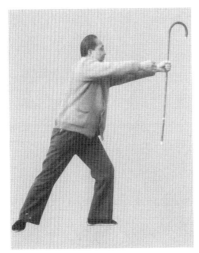

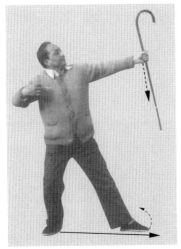

圖 125　　　　　　　　　圖 126

固，同時右手屈指用力勾住弓弦後拉，目視左前上方的箭射目標（可以兩眼同視）。當將弓拉成滿弓的瞬間，快速鬆手脫弦放箭。（圖 126）

　　（2）右式（右腿在前）拉弓射箭

　　① 在左式拉弓放箭後（參見圖 126），接著右腳蹬地，身體重心前移，向左後轉體，右腳隨之向前邁出一大步，成右弓步；同時，左手握杖下落至體前換成右手握杖，接著，右臂直臂將杖前舉至右肩高度，而左臂換握後放鬆順勢後擺，然後隨右臂前舉而向前上擺至距右手 10 公分處，成右式拉弓射箭的預備勢。（圖 127、圖 128）

　　② 拉弓射箭。右式拉弓射箭與左式拉弓射箭在動作上基本相同。向左方向共做 9 次拉弓射箭，再返回向右做。（圖 129）

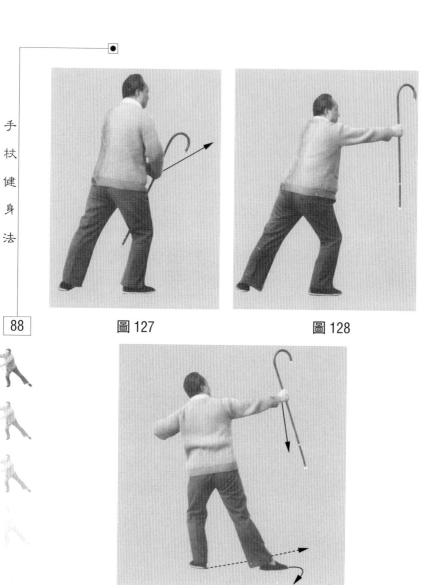

圖 127　　　　　　　　　圖 128

圖 129

2. 向右進行的拉弓射箭

在向左進行的拉弓射箭動作結束後（參見圖 126），
接著左腳內扣，右腿直膝，身體重心左移，向右後轉體

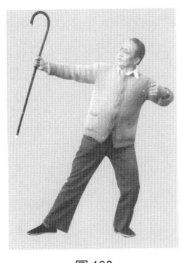

圖 130

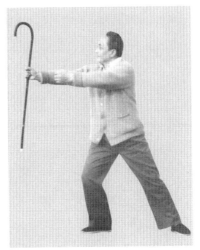

圖 131

180°，右腳外展踏地，右腿屈膝；同時兩手在體前換握杖後，右手握杖前舉（略高於肩），左臂也隨之前擺（兩手相距約 10 公分），成右式拉弓射箭的預備姿勢。其他關於拉弓射箭的動作做法皆與向左進行的相同。共做 9 次。（圖 130、圖 131）

【口令】仲尼拉弓

向左，一二、二二、三二、四二、五二、六二、七二、八二、九二。轉體做一二、二二、三二、四二、五二、六二、七二、八二、九二（一是拉弓，二是放箭及向前邁步換另式做，轉體做是向右後轉體接做拉弓）。

【注意事項】

① 拉弓時要前腿蹬後腿弓，挺腰、擴胸、展臂，使前臂推、頂、定（固定把位），後手臂拉滿弓；

② 一步一放箭，內力在其中。

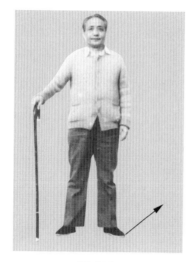

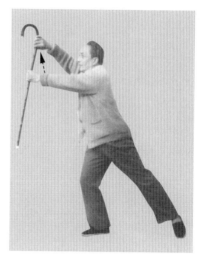

圖132　　　　　　　　　圖133

第8節　提杖　習齋練劍

動作說明：

1. 向左進行的練劍

（1）左弓步平抹

兩腳開立、右手拄杖。（圖132）

① 向右轉體45°，右腿屈膝，左腿向後撤步；同時右手將杖提起，左手握杖中部，右手從杖柄換握至杖身上部。（圖133）

② 接著，左手鬆開杖，變為劍指貼附在右手腕部；同時身體重心下降，並向左後轉體。（圖134）

③ 右腿蹬伸，身體重心左移，左腿屈膝，成左弓步。（圖135）

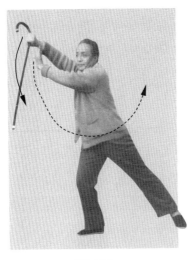

圖 134

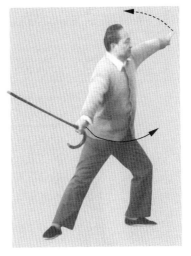

圖 135

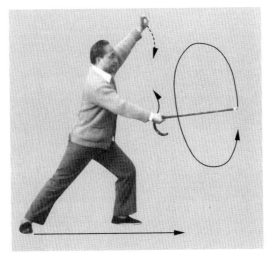

圖 136

④ 接著，右臂由右後揮劍向前平抹（力點在劍身的前刃），同時，左臂由身前向下弧形上擺至頭的左上方抖腕。（圖 136）

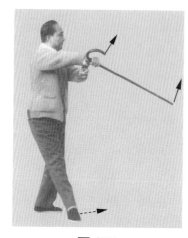

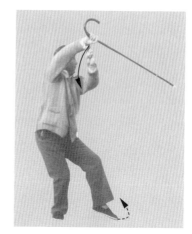

圖 137　　　　　　　　圖 138

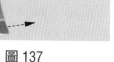

（2）左虛步撩劍

① 右腳蹬地，身體重心前移，上體稍左轉，右腳向前邁步右腿外旋、腳外展踏地。（圖 137）

② 接著，左腳蹬地、重心移到右腿上，左腿屈膝提起向前移步，腳尖點地，右腿屈膝、屈髖，身體重心下降，成左虛步；同時，右手持劍，由前下向左上提至左胸前（左手劍指貼附在右手腕上），接著內旋，並由左上向下、向右前做弧形揮擺，將劍撩至右上方（握劍手稍高於眼），力達劍身外刃，成左虛步撩劍。（圖 138）

注：一抹二撩，依次做到八撩後，接做九刺。

（3）右弓步前平刺

① 在最後一個虛步撩劍動作結束後右腿蹬伸，向左轉體，左腳外展前移踏地，上體繼續向左轉體，兩腿交叉；同時，右臂（持劍手臂）前伸，左臂向左下弧形上擺，手腕放鬆、劍指下垂。（圖 139）

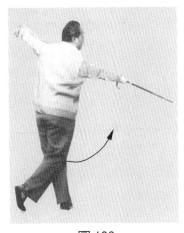

圖 139

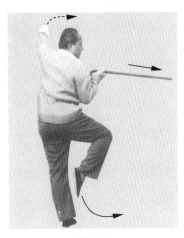

圖 140

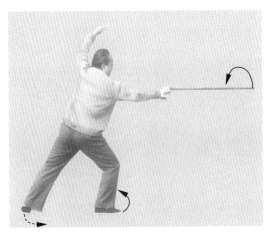

圖 141

　　② 接著左腿站立，右腿屈膝提起，右臂屈，將持劍手收於右肋部，上體稍右前傾，右腳順勢向前跨出一步成右弓步；同時，左臂向上揮擺抖腕，使劍指在頭的左上方，而右手持劍向前快速用力將劍刺出，力達劍尖。（圖 140、圖141）

2. 向右進行的練劍

在向左進行的最後一個右弓步前平刺的動作結束以後，右腳掌內扣，左腳向左後撤步，上體前傾；右手持劍前舉（劍尖向下），左手劍指附在右手腕部（參見圖 134），接著做向右進行的練劍。

向右進行的練劍與向左進行的練劍方向相反，方法相同。（圖 142～圖 148）

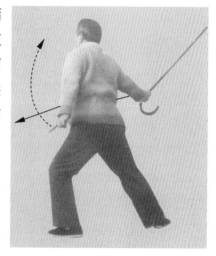

圖 142

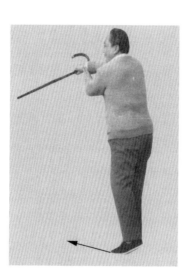

圖 143

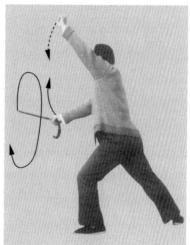

圖 144

結束後，還原成預備勢。參見圖132。

【口令】一抹、二撩、三抹、四撩、五抹、六撩、七

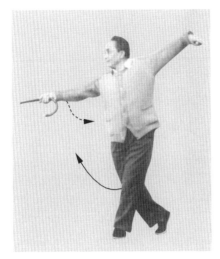
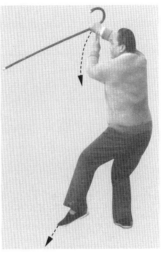

圖145　　　　　　圖146

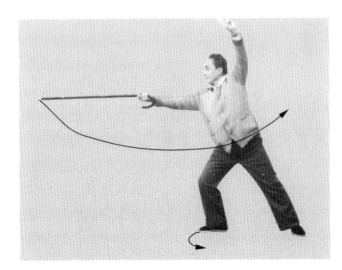
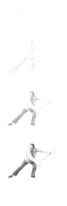

圖147

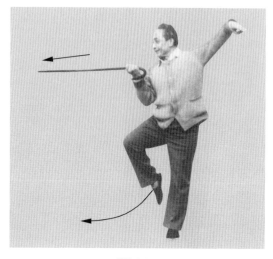

圖148

抹、八撩、九刺。轉身做，一抹，二撩、三抹、四撩、五抹、六撩、七抹、八撩，九刺（一是弓步平抹，二是虛步撩劍，一抹一撩連續輪換做，到九做弓步直刺。轉身是向左後轉體180°，向右方向進行）。

【注意事項】

① 動作要連貫、協調、優美、剛柔相濟；

② 形、神合一，力點準確。

第9節　拉杖　魯班鋸木

動作說明：

1. 左腿在前的鋸木

① 兩腳開立、兩手握杖橫於體前。右腳內扣、左腳外

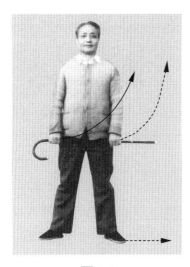

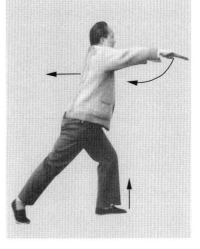

圖 149　　　　　　　圖 150

展、向左轉體 90°，隨之左腳
向前出步，成前弓後蹬；兩手
握杖於體前成拉鋸預備姿勢。
（圖 149、圖 150）

　　② 拉鋸。左腳向前下蹬
地，上體後撤，身體重心後
移；同時兩臂用力後拉，直至
兩臂屈、上體仰、右腿屈、左
腿蹬直、腳掌蹺起，將杖拉至
胸前為止。（圖 151）

　　③ 送鋸。右腳蹬地，腳
跟提起，身體重心前移，左腿

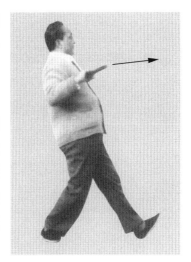

圖 151

屈膝成左弓步；同時，兩臂輕柔地將杖向前推送，上體也
隨之前俯，一拉一送為一次，共做 9 次。再向右後轉體

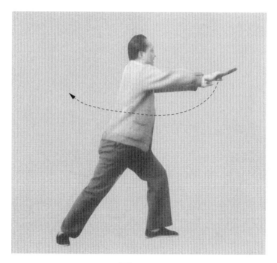

圖 152

180°改做右腿在前的拉鋸。（圖 152）

2. 右腿在前的鋸木

右腿在前的鋸木方法與左腿在前的鋸木方法基本相同。共做 9 次。（圖 153～圖 156）

注：待左腿在前的最後一次向前推送鋸木動作結束後（如圖 152），向右後轉體（直臂）180°（如圖 153）成右腿在前的拉鋸預備姿勢（如圖 154）。接著做右腿在前的鋸木動作。待全節鋸木動作結束後，向左轉體、左腳右移，還原開始前的姿勢，參見圖 149。

【口令】魯班鋸木

面向左，一二、二二、三二、四二、五二、六二、七二、八二、九二。轉身做，一二、二二、三二、四二、五二、六二、七二、八二、九二（一是拉，二是送，轉身做

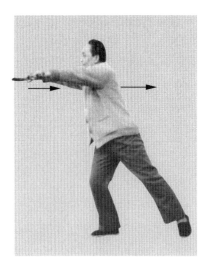

圖 153

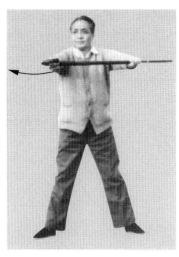

圖 154

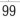

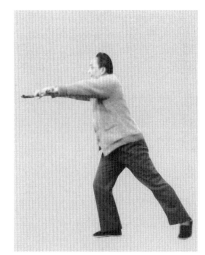

圖 155

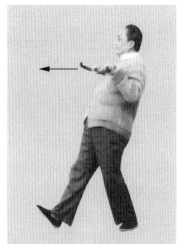

圖 156

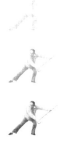

是向右後轉體 180°，面向右方做）。

【注意事項】

① 拉鋸時用力，推鋸時稍微放鬆，拉、推動作都要協

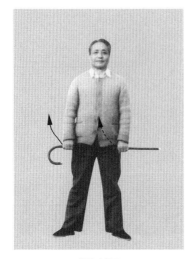

圖 157

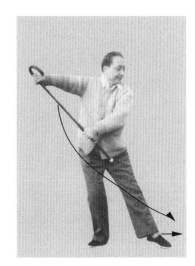

圖 158

調、柔和；

　② 上體的前傾後仰和下肢的蹬伸、屈降等都要與拉、推相互協調配合，富有節奏感；

　③ 目視鋸口處、耳聽鋸木聲。

第 10 節　拖杖　神農鋤田

動作說明：

1. 向左進行的鋤田

（1）左腿在前的鋤田方法

　① 兩腳開立、兩手握杖橫於體前，身體左轉，重心右移；兩手握杖向右後揮擺；目視前下方。（圖 157、圖 158）

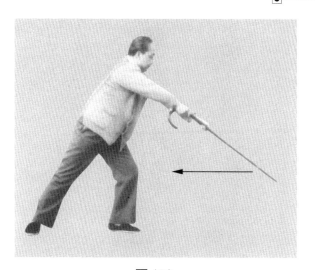

圖 159

② 向前下揮鋤。右腳蹬地，左腳向左前邁出半步，身體重心前移，上體前俯成左弓步；同時，兩手順勢將杖向左前下方揮出；眼看鋤的目標。（圖 159）

③ 向後拉鋤。左腳蹬地，重心後移；同時，兩臂用力向後拖拉手杖（鋤地。杖不能觸地），直至左腿蹬直，重心移到右腿，屈膝，屈髖，腳跟著地；左肘靠近身體，眼看右手為止。（圖 160）

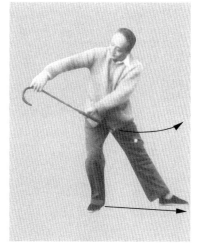

圖 160

此種前揮、後拉的動作，要連續做 3 次。並且在每步

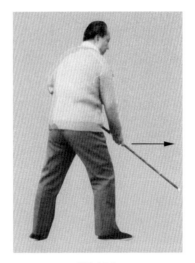

圖 161

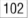

三次揮拉中，各次前揮的目標（假設的鋤地點）是自左向右成扇面形排列。待三次揮、拉動作結束後，接著向左轉體，右腳向右前邁步，成右腿在前的鋤地姿勢。參見圖161。

（2）右腿在前的鋤田方法

待左腿在前的鋤田動作結束後，右腳蹬地，左腳外旋，身體重心移到左腿，向左轉體，右腳向右前邁出一大步；同時，兩手隨著轉體邁步換成左手正握、右手反握。（圖161）

① 向前揮鋤。左腳蹬地，腳跟提起，右腿屈膝，上體前俯，身體重心前移，並順勢將手杖向前下方揮出。（圖162）

② 向後拉鋤。其方法與左腿在前的拉鋤方法基本相同，但每步三次的揮鋤目標是自右向左成扇面形排列，共

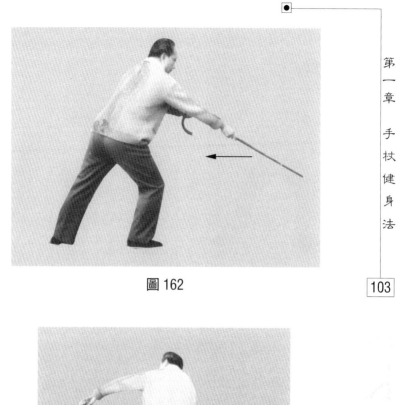

圖 162

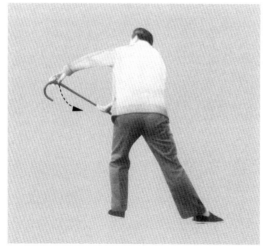

圖 163

前進 6 步，做 18 次揮、拉動作。（圖 163）

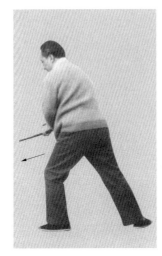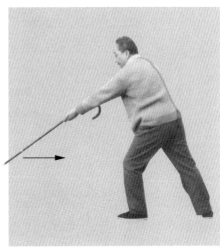

圖 164　　　　　　　　圖 165

2. 向右進行的鋤田

待向左方向進行的最後一次拉鋤動作結束後，右腿內旋，腳內扣，左腿外旋，以腳跟為軸向左後轉體180°；同時兩手在體前換握杖成向右方向進行的姿勢。其揮、拉鋤的方法與向左進行鋤田的揮拉方法相同，也前進6步，做18次揮、拉動作，待全節動作結束後，還原成圖157的姿勢。（圖164～圖166）

【口令】神農鋤田

向左，一二三上步，二二三上步，三二三上步，四二三上步，五二三上步，六二三，轉身做一二三上步，二二三上步，三二三上步，四二三上步，五二三上步，六二三（一二三是鋤三下，上步是向前邁一步換另一姿勢再做，轉身是轉向相反的方向進行）。

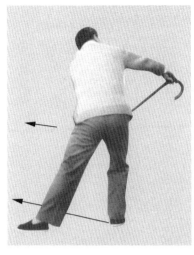

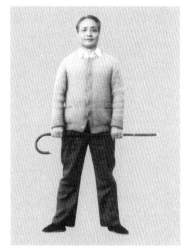

圖 166　　　　　　　　　圖 167

【注意事項】

① 在整個鋤田的過程中，都要心神合一，張弛交替，動作協調；

② 拉鋤時要用力；

③ 切忌刨地；

④ 在計算步數和揮拉次數時，可採用一二三、二二三……六二三的默數方法，以防混亂不清。

第 11 節　揮杖　揚場豐收

動作說明：

1. 左腿在前向左進行的揚場

① 兩腳開立、兩手握杖橫於體前（圖 167）。以左腳跟、右腳掌為軸，向左轉體 90°，身體重心後移，左腳跟

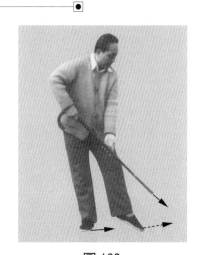

圖 168

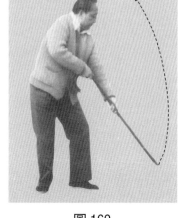

圖 169

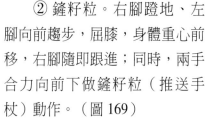

提起；兩手持杖；目視杖下端方向，成鏟籽粒前的預備姿勢。（圖 168）。

② 鏟籽粒。右腳蹬地、左腳向前趨步，屈膝，身體重心前移，右腳隨即跟進；同時，兩手合力向前下做鏟籽粒（推送手杖）動作。（圖 169）

③ 揚場。左腳蹬地，上體抬起並稍後仰；同時，兩臂用力將杖向左上方揮揚，當右手高過眼時，握杖下壓，左手抖腕上挑，兩者合力，使杖的前端（鍬

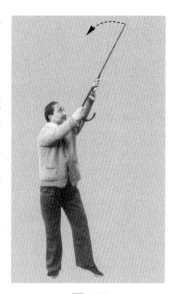

圖 170

頭）出現一個弧形上抿的抖動動作，使鍬中的籽粒滑脫離鍬，並在空中形成一條弧形糧帶。（圖 170）

④ 揚場動作結束後，兩臂放鬆，臂、杖下落，成鏟籽粒前的姿勢。接著再做鏟籽粒地動作，向左進行的揚場。共做9次。參見圖168。

2. 右腿在前向右進行的揚場

當左腿在前向左進行的揚場動作結束後，接著以腳跟為軸向右後轉體180°；同時，將上揚的手杖順勢從空中向右後揮擺，兩手也隨之換握，接著做右腿在前向右進行的揚場動作。（圖171、圖172）

向右進行的揚場動作與向左進行的揚場方向相反，方法基本相同。共做9次揚場動作。（圖173、圖174）

【口令】揚場豐收

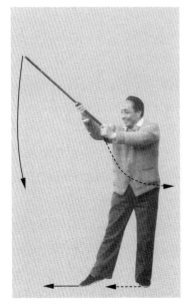

圖171

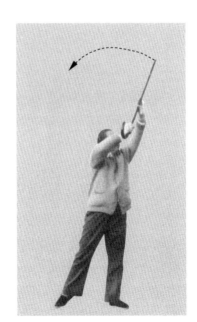

圖172

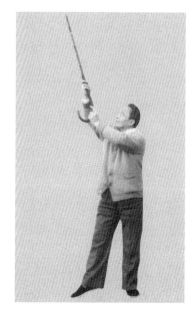

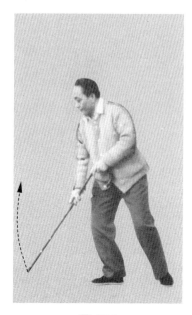

圖 173　　　　　　　　圖 174

　　向左，一二、二二、三二、四二、五二、六二、七二、八二、九二，轉身做一二、二二、三二、四二、五二、六二、七二、八二、九二（一是下鏟籽粒，二是上揚，轉身是向右後轉體 180°，改為向相反的方向進行）。

　　【注意事項】

　　① 要有豐收的喜悅心情；

　　② 目視鍬頭；

　　③ 鏟和揚的動作，要做得連貫、協調、伸展、大方而有力。

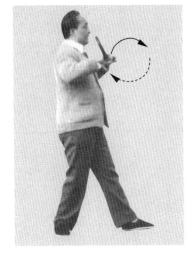

圖175　　　　　圖176

第 12 節　搖杖　艄公行船

動作說明：

1. 左腿在前向左進行的搖櫓行船

① 兩腳開立，兩手握杖橫於體前。以左腳跟、右腳掌為軸，向左轉90°，身體重心後移；同時，兩手持杖於胸前。（圖175、圖176）

② 搖櫓行船。右腳用力而快速地向後下方蹬地，腳跟提起，左腳向前跨出一大步（踏地時腳跟先觸地），上體前傾；同時，兩臂自下向上、向前，繞身體橫軸做搖櫓動作（圖177），在兩手持杖搖至體前方最遠處時，兩臂用力向下、向後拉引；同時右腿屈膝、腳掌拖地跟進；在右

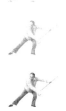

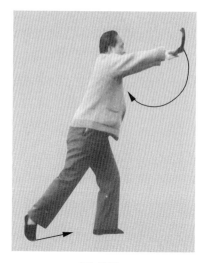
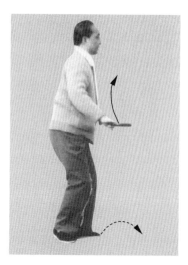

圖177　　　　　　　　圖178

腳跟進的同時，兩手持杖也搖至體前下方的最低處，即這次搖櫓行船動作的結束和下次搖櫓動作的開始。共做 9次。（圖 178）

2. 右腿在前向右進行的搖櫓行船

在向左進行的搖櫓行船動作結束後，以兩腳跟為軸，向右後轉體 180°，成右腿在前，向右進行的預備姿勢。其搖櫓行船的方法與向左進行的搖櫓行船方法相同。共做 9次，整個動作結束後，還原成圖 175 所示姿勢。（圖 179～圖 181）

【口令】艄公行船

向左，一、二、三、四、五、六、七、八、九。轉身做一、二、三、四、五、六、七、八、九（一是搖一下前進一步，轉身是向右後轉體 180°，向相反的方向進行）。

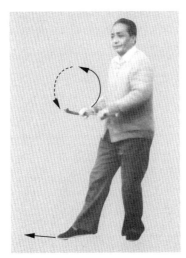

圖179

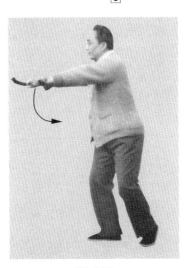

圖180

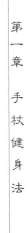

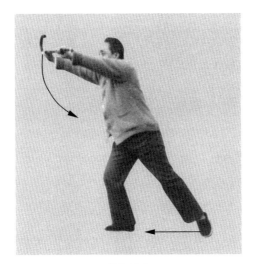

圖181

【注意事項】

① 心想海闊天空，目視遠大航程；

② 稍屈腿、屈髖，使身體重心下降，並保持在一個水

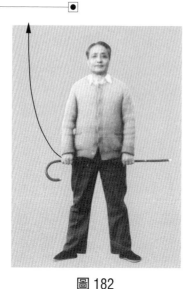

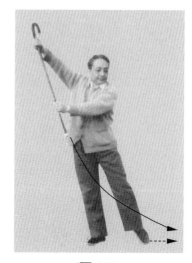

圖 182　　　　　　　圖 183

平上；

③ 搖櫓動作要連貫，用力均勻，富有節奏；

④ 體會艄公出航奮進的心情，其樂無窮。

第 13 節　掄杖　乘風破浪

動作說明：

1. 向左側進行的乘風破浪

① 兩腳開立，兩手握杖橫於體前。左腳蹬地，腳跟提起，身體重心右移；兩手向右上舉杖；目視左下方。（圖 182、圖 183）

② 右腿屈膝下蹲，左腳向左趨地伸出成仆步，同時身體重心下降；兩手持杖自右上向前下揮擺、上體稍前俯。

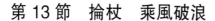

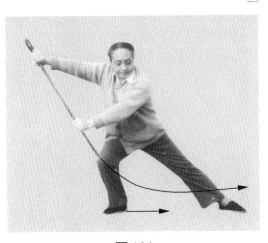

圖 184

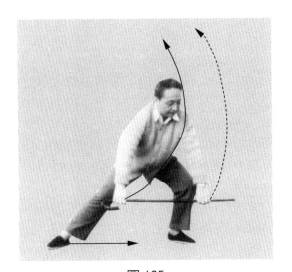

圖 185

（圖 184）

　　③ 接著右腿蹬伸，上體左移，成左腿屈膝下蹲的仆步
姿勢。（圖 185）

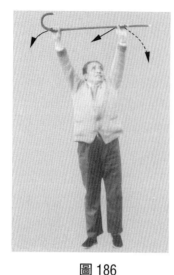
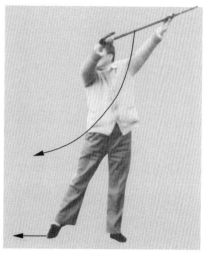

圖 186　　　　　　　　　圖 187

④ 右腳蹬地，重心左移，身體起立，右腳拖地跟進；同時，兩手握杖自下向左、向上順時針繞身體縱軸弧形揮擺至頭上方；目隨杖移。兩手持杖自上向右揮擺至右上方時為一次，共做 9 次。（圖 186）

2. 向右側進行的乘風破浪

在向左側進行結束後，即兩臂揮杖於頭上方時，右腳點地，身體重心左移；兩臂改為逆時針揮擺，即為向右揮擺。（圖 187）

向右與向左揮擺，其方向相反，方法基本相同。此法共做 9 次。待結束後，還原成圖 182 所示的姿勢。（圖 188～圖 191）

【口令】乘風破浪

向左，一、二、三、四、五、六、七、八、九，轉身

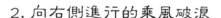

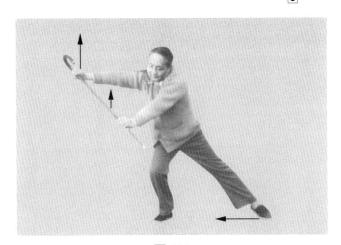

圖 188

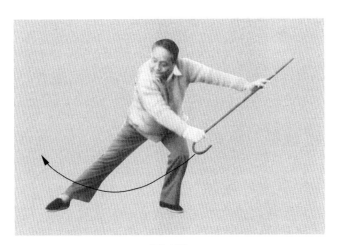

圖 189

做一、二、三、四、五、六、七、八、九（一是掄杖一周
橫跨一步，轉身是折轉向右進行）。

【注意事項】

① 心想波浪滔天之奇景；

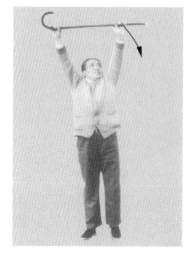

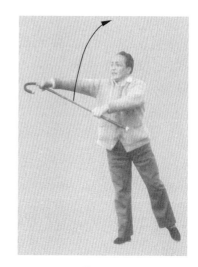

圖 190　　　　　　　　　圖 191

②上、下起伏時要顯示出乘風破浪之勢、久經風雨、堅強勇敢等老當益壯之氣概；

③呼吸自然，但也可採取起時吸、伏時呼。

第 14 節　拎杖　駕鶴雲端

動作說明：

1. 駕鶴向左方飄飛

①兩腳開立，兩手持杖橫於體前。以左腳跟、右腳掌為軸，向左轉體 90°；同時，兩手將杖移至左肋處，左手移握杖身的重心處；身體重心後移，左腳掌點地；目視前方。（圖 192、圖 193）

②接著，左、右腳依次向前邁步；兩臂隨之向前、後

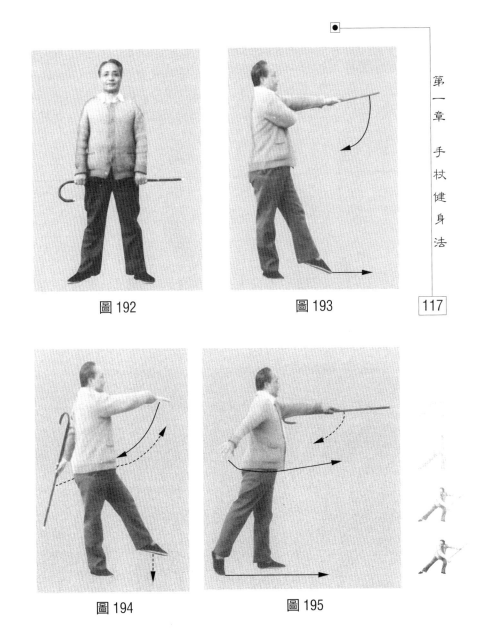

圖 192

圖 193

圖 194

圖 195

做自然、輕鬆、柔和的展翅飄飛動作。左右腳各邁一次為
一步，共前進 9 步。（圖 194、圖 195）

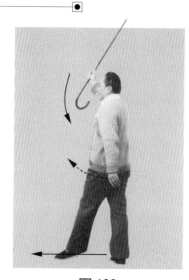
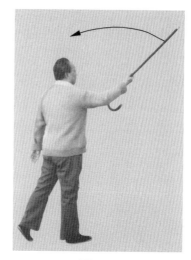

圖196   圖197

2. 駕鶴向右方飄飛

向左方飄飛之後，接著向左後轉體180°；同時，換右手拎杖，在兩手換握杖時，可以用拋或接的方法進行換握。其他與向左方駕鶴飄飛的方法相同。前進9步後，還原成圖192的姿勢。（圖196～圖199）

【口令】駕鶴雲端

向左，一、二、三、四、五、六、七、八、九。轉身做一、二、三、四、五、六、七、八、九（左腳踏數字，右腳踏空拍，右腳向前走九步時向左後轉體180°，向相反的方向進行）。

【注意事項】

① 動作要自然、放鬆、柔和、輕盈；

② 步幅不要過大；

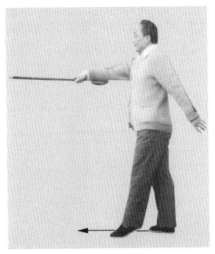
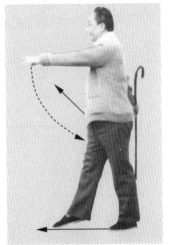

圖 198　　　　　　　　圖 199

③ 要有駕鶴雲遊、悠然自得之意（實屬放鬆動作）；

④ 由動過渡到靜，也為下節的「吐故納新」做準備。

第 15 節　捧杖　吐故納新

動作說明：

1. 兩腳開立（約與肩寬）；兩手並握手杖於體前；身體自然放鬆，眼微閉，心安神靜。（圖 200）

2. 吐故納新。先吸後呼，吸氣時用鼻，呼氣時用口或口、鼻並用。吸氣時要意領氣隨，呼氣時要意催氣出。一吸

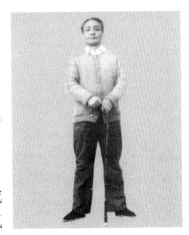

圖 200

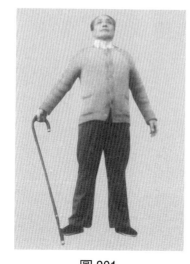 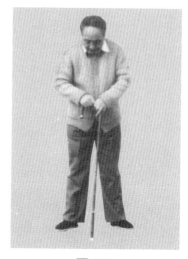

圖 201　　　　　　　　　圖 202

　　一呼為一次，共做 12 次。在前 6 次的呼吸中，要隨身體的
活動狀態自然呼吸，在後 6 次的呼吸中，第一，要深呼
吸，做到細、緩、勻、深。第二，兩臂要隨吸氣向兩側張
開，隨呼氣內收，以助深吸深呼。呼吸後還原成圖 200 所
示的姿勢。（圖 201、圖 202）

　　【口令】吐故納新

　　吸、呼一，吸、呼二，吸、呼三，吸、呼四，吸、呼
五，吸、呼六。深呼吸，吸、呼一，吸、呼二，吸、呼
三，吸、呼四，吸、呼五，吸、呼六。

　　【注意事項】

　　① 呼吸時要內視氣的徐徐進出（不可快猛），耳聞氣
息聲；

　　② 在嚴寒或風沙時應少做或不做。

第 16 節　執杖　信步神州樂園

動作說明：

　　從吐故納新的預備姿勢開始。以左腳跟、右腳掌為軸，向左轉體 90°，成右手執杖、左腿在前，兩腳前、後開立。接著從左腳開始向前走 9 步後（左、右腳各前邁一次為一步，如在走第 9 步時，左腳向前邁步後，右腳做原地踏步），再向右後轉體 180°，換左手執杖。重心移至右腳，從左腳開始，向前走 9 步，返回到原來的位置（圖203～圖 205），再左轉體 90°成右手拄杖的自然站立姿勢（圖 206），即本套健身法開始前的預備姿勢。

【口令】信步神州樂園

　　向左，一、二、三、四、五、六、七、八、九。轉身

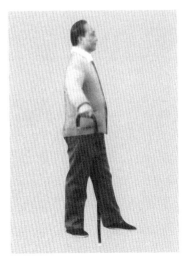

圖 203

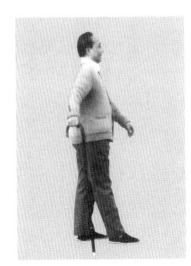

圖 204

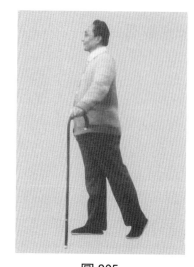
圖205

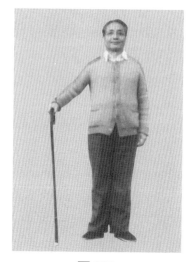
圖206

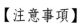

做一、二、三、四、五、六、七、八、九（左腳踏著數字，右腳踏空拍）。

【注意事項】

在信步神州樂園的過程中，要全身放鬆，悠閒自得，意在四海藍天之間，情於幽雅詩意之景，優哉遊哉，心曠神怡地信步暢遊於我們偉大的神州樂園之中。

【說明】

以上所述各節都有開始前的預備姿勢和結束後的還原動作。但在實際操練時，一般都是使各節相互連接，即上節的結束姿勢，則為下節的開始，而省略了開始前的預備姿勢和結束後的還原動作。

第四節
練習「手杖健身法」應注意的問題

一、做動作時要做到心專意領，不受外界的任何干擾，要拋去心頭的喜、怒、憂、思，專心致志、聚精會神地做動作。

所謂意領，與書法中講的「意先筆後，意領筆隨」一樣，在做動作的過程中，關於動作的做法、動作的方向、路線、幅度、速度、節奏等，都要思先行後、意領身隨，方可收到事半功倍的效果。

二、動作要穩健、柔和，用力均勻，富有節奏。

在設計這套動作時，這是一個重點考慮，但每個動作用力的大小、速度的快慢等，都可能有所不同。如「魯班鋸木」這個動作，可以穩健、柔和、協調而有節奏地做，也可猛拉快推等大強度地做。因此，在這裏再次強調，老年人是不適於做快速、猛烈、重心不穩等動作的。

三、要循序漸進，靈活掌握，運動量適度，此條的關鍵是運動量適度。

要想運動量適度，就要靈活掌握。這套健身法共有 16 節 72 種健身方法、近 700 個健身動作，做一遍約需 30 分鐘，對剛邁入老年範圍（男 60 歲、女 55 歲）而體質又較好的人，可能有的感到運動量偏小，對 70 歲以上而體質較差的人，可能感到運動量大了一些，這就需要根據不同物件而靈活掌握。

感到運動量偏小者，可適當增大動作的幅度和力量，也可增加重複次數或增加強度和密度。感到運動量偏大者，則可減小動作的幅度和力量，也可減少重複次數，甚至減去某些節次。總而言之，既要盡力而為，又要量力而行，切不可過量。

怎樣才算運動量適度呢？目前一般都採用客觀檢測評定或主觀感覺兩種方法進行評定。

在客觀檢測評定中，目前國內外都有人用公式 180– 年齡＝／分鐘最高數進行計算，即以每分鐘為單位，180 減去年齡而得出的數，則為一般健康人活動時每分鐘心率最高數。

主觀感覺，即鍛鍊後，身體稍感疲累，但很快就恢復了，並且到第二天感到全身輕鬆，心情舒暢，精神良好，這就是運動量適度。若運動後身體無任何反應，既沒有出汗又沒有一點疲勞之感，這可能是運動量小。若運動後汗流浹背，疲憊不堪，很久不能恢復，甚至到第二天還有不適之感等，這就是運動量大了，應減量。

四、要持之以恆。

毛澤東在《體育之研究》一文中講：「凡事皆宜有恆，運動亦然。有兩人於此，其於運動也，一人時作時輟，一人到底不懈，則效不效必有分矣。」又講：「運動而有恆，第一能生興味……第二能生快樂，運動既久，成效大著，發生自己價值之念。以之為學則勝任愉快，以之修德則日起有功，心中無限快樂，亦緣有恆而得也。」對此，大家在幾十年的人生實踐中，也都有所體會，故在此不贅述了。

　　五、要建立和加強自我監督和醫務監督，要經常體察自己身體的狀況，全身是否舒適、心情是否愉快，吃飯、睡眠、精神狀態是否正常，脈搏有無異常變化等。這是老年人應特別留心的一件大事。

　　六、關於呼吸問題。

　　在做此套健身法時，除了在做「吐故納新」時要深呼深吸之外，其他皆採用自然呼吸。當然，有時也應與動作相配合。如做伸展動作時要吸、做收縮動作時要呼等。

<h1 style="text-align:center">第五節
「手杖健身法」的節拍和呼喊口令方法</h1>

　　「手杖健身法」的節拍和呼喊口令方法，是「手杖健身法」內容的一部分，它不僅是其做法、程式的概括，並且是動作節奏、韻律的具體表達。特別是在集體做時，如果沒有適宜的節拍、合理的程式及簡要口令的呼喊方法，就難以達到動作一致、姿勢正確、收效良好等目的。為此，根據「手杖健身法」的內容、方法、特點、要求等，設計了適宜於本套健身法的節拍及呼喊口令方法。

　　此套健身法在節拍方面採用了「六」和「九」，即每一健身法重複做6次或9次。其因是：

　　第一，為調節適宜於老年人的運動量；

　　第二，我國人們在很多方面都喜歡用六和九這兩個數值和詞語，因為「六」表示「全和多」，「九」表示「高、大、廣」等。特別是老年人用得就更多了，如「六

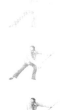

十大壽」「九十高齡」、九九重陽節為「老年節」等；

第三，在《易經》中六為「陰」，九為「陽」，有陰有陽，陰陽相合萬象更新，陰陽相合經絡通暢，經絡通暢身心健康、益壽延年。

在口令的呼喊方法上，本健身法中有的採用「一、二、……」有的採用「一二、二二、三二、……」還有的附有文字，如握拳彈指的呼喊口令是「一彈、二彈……」都是根據各動作的做法和要求而設計的。

其具體做法已分別寫進各節。

注　釋

1. 聖水浴面

所謂「聖」，孔子曰：「於事無不通謂之聖。」後指道德修養高尚或學有專長、造詣極高深的人，如聖人、聖手、詩聖、書聖等，皆此意；亦指人們所崇敬的地方，如某某聖地。

「聖水」指北京之琉璃河。《水經注》云：「聖水出上谷，水出郡之西南聖谷。」唐代李商隱《李義山詩集・鏡檻》卷四有「玉集胡沙割，犀留聖水磨」的詩句。

「浴面」，我國宋代健身術中有「乾沐浴、浴手、浴臂、浴頭、浴眼……」之說。「聖水浴面」，意在用聖潔而純淨之水進行浴面，以達聖潔純爭、目明耳聰、精神煥發、以保童顏永生之目的。

2. 高臺習眼

借「高瞻遠矚」之意。《老子》六十四章：「九層之台，起於累土。」九層之台極言其高。意在高臺上練習眼睛，能使目光遠大，站得高看得遠。

3. 仲尼拉弓

孔子名丘，字仲尼（西元前551—前479年），是春秋末期的思想家、政治家、教育家、儒家創始人，世界文化名人。魯國鄒邑（今山東曲阜）人。曾當過官，晚年致力於教育。射箭不僅是他教育學生的一門課程，同時也是他的養生之道。毛澤東在《體育之研究》一文中說道：「射於矍相之圃，蓋觀者如牆堵。」就是記述孔子射箭時眾人圍觀之盛況。「仲尼拉弓」是借孔子的健身之法，來鍛鍊我們的身體。

4. 習齋練劍

習齋姓顏，名元，字習齋，清朝人。研究學問主張實踐，勤勞動，忍嗜欲，苦筋骨，習六藝，兼長武術。毛澤東在《體育之研究》一文中講：「習齋遠跋千里之外，學擊劍之術於塞北，與勇士角而勝焉。故其言曰：『文武缺一豈道乎？』。」「習齋練劍」一詞即由此而來。

5. 魯班鋸木

魯班，我國古代著名工匠，複姓公輸名般，春秋魯國人。般與班同音，故又稱魯班。曾創造攻城雲梯和磨麵粉

的磑（磨子），並創造了刨、鋸、鑽等木作工具，歷代木工都尊稱他為「祖師」。也常用魯班比喻能工巧匠。這裏是借魯班鋸木的動作，結合老年人的特點設計的一種鍛鍊身體的方法。

6. 神農鋤田

神農、神農氏，在我國古代傳說中，是農業和醫藥的發明者。遠古時代人類以採集魚獵為生，神農氏教民用木製耒、耜播種五穀，反映了中國原始時代由採集魚獵進步到農業生產的情況。「神農鋤田」即借助有代表性的勞動動作進行健身活動。

7. 乘風破浪

「乘風破浪」一語出自《宋書‧慤傳》。慤少時，炳（慤的叔父）問其志，慤答曰：「願乘長風，破萬里浪。」後來比喻志向遠大，不怕困難，奮勇前進，或在已取得成績的基礎上繼續前進。

本節是全套健身法中動作起伏用力較大、運動強度最大、脈搏變化曲線上升到最高峰的一節，藉以顯示老年人老當益壯、刻苦頑強、奮勇前進的精神。故而將其動作取名為「乘風破浪」。

8. 駕鶴雲端

古代傳說有仙人騎著黃鶴飛臨武漢的黃鵠磯上，後起樓名為「黃鶴樓」。唐代崔顥有「昔人已乘黃鶴去，此地空餘黃鶴樓。黃鶴一去不復返，白雲千載空悠悠」的詩

句，歷代相傳。

這裏是借仙人駕鶴雲端的瀟灑飄逸的神態，以舒展肢體，達到身鬆意爽的目的，使身體負荷在「乘風破浪」的大運動量之後，逐漸放鬆緩慢下來。

9. 吐故納新

出自《莊子·刻意》：「吹呴呼吸，吐故納新。」本指人體呼吸，吐出二氧化碳，吸進新鮮空氣。也比喻揚棄舊的吸收新的。在中國傳統的養生之道中素有「吐納術」。這裏借用其法，採用專門動作，鍛鍊人的吸呼系統。

10. 信步神州樂園

信步：隨意走動、散步。神州：戰國時騶衍稱中國為「赤縣神州」，後世用「神州」作為中國的代稱。樂園：繁榮昌盛而歡樂的園地。其意是：老年人在我們繁榮昌盛、如花似錦的祖國大地上，悠閒自得地信步暢遊。

從這套健身法的組織結構上講，「信步神州樂園」是這套健身法的最後一節，屬於整理放鬆活動。取此名，不僅是身體上做放鬆動作，心情上也感到舒適安逸。

手杖健身法

第二章
漫談老年人的養生之道

　　人生長在天地之間、社會之中，從其母體中形成胚胎那一刻起，直至斷絕最後一口氣時止，都不是孤立生存的，而是與客觀環境及自身活動等息息相關。因此，在老年人的健康長壽這一重大課題中。它既牽扯到先天的遺傳因素，又有後天教養的影響，既與客觀環境（社會環境、家庭環境、自然環境）有關，又與自身主觀所為緊密相連。為此，下面從客觀和主觀兩個方面談談老年人養生之道。

第一節
要有適宜於老年人健康長壽
的客觀環境

　　宋代蒲虔貫在《保生要錄・敘》中講：「松有千年之固，雪無一時之堅。若植松於腐壤，不期而蠹；藏雪於陰山，雖累而不消。違其性，則堅者脆；順其理，則促者

長。物情既爾，人理豈殊？然則調攝之術，又可忽乎！」

世間各種物體的堅強、脆弱及其壽命的長短，都受著客觀環境的制約，而老年人的健康長壽，焉能例外呢？因此，如果要使老年人健康長壽，需要有一個適宜於健康長壽的客觀環境。

所謂客觀環境，在這裏指的是社會環境、家庭環境和自然環境。

一、從宏觀上講，首先要有個國泰民安
##　　的社會環境

1949 年新中國誕生後，特別是黨的十一屆三中全會以來，我國一直處在國泰民安的大好環境下，所以國人的平均年齡從解放前的 35 歲，迅速增長到 1988 年的近 70 歲。在短暫的 40 年中，人均年齡增長約一倍，這是任何一個神功仙道難以做到的，是任何一種奇方妙藥也無此療效的。

如果我們還是處在半封建、半殖民地的時代，外受帝國主義列強的侵略，內有反動統治者的剝削欺壓，全國人民處在炮火連天之下，陷於饑寒交迫之中，國人的平均年齡是增是減恐怕還是個未知數。

因此，我認為如果要使老年人健康長壽，首先要有現在這樣國泰民安的客觀社會環境。只有在這樣一個安定的環境裏，我們才有機會學習、研究健康長壽之道，才能有條件達到健康長壽的目的。

二、從微觀上講，要有一個和睦溫馨
　　的家庭環境

《易經》曰：「和氣致祥，乖氣致戾。」又曰：「家和則心和，心和則氣和，氣和則形和。形和則無疾，無疾則不夭。」

清代李慶遠在《長生不老訣》中講：「和者，致祥之道，君臣和則國家興盛，父子和則家宅安樂，兄弟和則手足提攜，夫婦和則閨房靜好，朋友和則互相維護。」

家庭和睦，夫婦恩愛是長壽的重要條件。據有關資料介紹，經調查發現，家庭和睦者。男性可增壽 12 歲，女性可增壽 5 歲。其原因就在於心理狀態的好壞，與人的壽命有著直接關係，因為心情愉快時，能促進機體的新陳代謝和身體內的腺體分泌，使機體各系統功能處於最佳狀態，這樣無疑對人的健康長壽是十分有益的。

特別是老年人，一天 24 小時的吃、穿、住、行、玩、樂等大多都在這塊小天地裏，如果家庭不和睦，妻不賢或夫不善，子不孝或媳不敬，一家人三心二意，整天唇槍舌劍，吵鬧不休，過著軍閥混戰的日子，即使你頤養在蓬萊仙閣，享用著山珍海味，恐怕也難以健康長壽。

因為，家庭不和睦，就會造成心情鬱悶憂傷，致使體內各腺體分泌失去平衡。進而導致物質代謝紊亂，各器官功能發生障礙（吃不香睡不寧）。從而易於導致高血壓、神經衰弱等一系列疾病，多病纏身，焉能長壽。

據山東省老齡委及省統計局撰寫的《齊魯壽星》一書

中介紹：以 1993 年全省百歲老人專題調查為例，在 311 位百歲壽星中，95％左右的老人都與晚輩子女住在一起，家庭和睦，子女孝敬，生活舒適，使老人充分享受著親情之愛，天倫之樂。

即便在國泰民安的大好環境下，由於家庭不和而導致提前歸天者，也不是罕見之事。

因此，要使老年人健康長壽，需要培育、營造一個和睦溫馨的家庭環境。

三、要有景美氣新的自然環境

老子認為，人體的生理功能與自然界的變化休戚相關，所以人體必須與自然規律相適應，才能長壽。他說：「人法地，地法天，天法道，道法自然。」

這裏面主要揭示了客觀自然界對人的生長發育、健康長壽有著極大的關係。今天，世界各國特別是一些先進發達之國，越來越重視植樹造林、大地綠化、減少空氣等的污染、改善飲水資源等一系列環境的改造與保護工作。

人無時無刻不在與天地自然界進行著物質、能量、資訊的交換。陰晴的變化，四季寒暑的循環，朝夕晦明的更替，地理區域的燥濕，水、土質量成分的差異，以及日月星辰的變化等，無一不對人體的生理與心理發生著或隱或顯，或巨或微的影響。

據有關資料介紹，世界上三大長壽鄉（注：厄瓜多爾的比爾卡班巴、巴基斯坦的罕薩、格魯吉亞的阿布哈吉亞）及中國的高壽區（據有關資料說，中國廣西壯族自治

區、巴馬瑤族自治縣居世界長壽之首）的共性中就有：生活安靜、環境優美、空氣新鮮的自然環境。

另外，據《齊魯壽星》一書介紹：在山東省 311 名百歲老人中，菏澤地區就有 69 名，占全省百歲老人總數的 22‧5%，居全省之冠。書中說，菏澤地區是一個以農業為主、經濟欠發達的地區，1978 年前，吃國家救濟糧 10 億公斤，救濟款 2 億多元。黨的十一屆三中全會後，全區農民基本上解決了溫飽問題，但與其他市、地相比。差距仍然很大。

就是這樣一個經濟欠發達、醫療衛生條件又不十分好的地方，為什麼百歲老人如此之多呢？帶著這個問題。省老齡委和省統計局的同志親赴菏澤調查訪問，並在當地召開了由衛生、防疫、環保和氣象等部門參加的座談會。大家認為，菏澤地區百歲老人多，有以下幾種因素：

第一，有較好的綠色生活環境，菏澤地區大力植樹造林，綠化覆蓋率達 19‧8%。據有關資料介紹，綠化覆蓋率達到 35% 的地方，人均壽命在 75 歲以上。

其原因是：樹林裏面含有負離子，它能隨人的呼吸直達肺部，進入血液，促進血液循環，使紅血球和血紅蛋白增加。加速肌肉內積存乳酸的運輸，從而解除疲勞快，並能調解神經系統的興奮和抑制狀態，改善大腦皮質的功能，還具有鎮痛、鎮靜、止咳、降壓、利尿等作用，對老年人的冠心病、心絞痛、心肌梗塞都有較好的療效。樹林裏不僅有負離子，還能分泌揮發性植物殺菌素，它能殺死病菌，淨化空氣，減少呼吸道疾病的傳染和發生，長期生活在這樣一個綠色環境裏，當然有益於老年人的健康長

壽。

第二，清新的空氣、良好的水質。菏澤地區工業不發達，工廠少，大型企業更少，因此此地區的廢氣、廢水排放少，所以這裏的水質好。農村飲用的地下水大部分是硬水，硬水中鎂的含量比軟水高 4 倍，而鎂對心臟有保護作用。

據國外有關資料介紹，飲水硬度較低的地區，動脈硬化等心血管病死亡率較高。

據有關研究資料介紹，好的自然環境的土壤、食物、飲水中有一個優越的微量元素譜，它具有延緩衰老的作用。

總之，要想使老年人健康長壽，首先要有國泰民安的社會環境，和睦溫馨的家庭環境及空氣清新、陽光充足、茂林修竹、水土良好的自然環境等。

在客觀環境上，我們有要求，但也要去適應，而更重要的應有改造客觀環境的能動性。

有了適宜的客觀環境，再加上自己的主觀努力，就會獲得健康長壽的效果。但如果自己不注意養生，客觀環境再好，也難以登上壽域。

第二節
老年人要發揮有益於健康長壽的主觀能動性

在《黃帝內經·素問》的第一篇「上古天真論」中

講：「黃帝問天師曰：余聞上古之人，春秋皆度百歲而動作不衰；今時之人，年半百而動作皆衰者，時世異耶，將人失之耶？岐伯對曰：上古之人，其知道者，法於陰陽，和於術數，食飲有節，起居有常，不妄作勞，故能形與神俱，而盡終其天年，度百歲乃去。今時之人不然也，以酒為漿，以妄為常，醉以入房，以欲竭其精，以好散其真，不知持滿，不時御神，務快其心，逆於生樂，起居無節，故半百而衰也。」

其意是，古代的軒轅黃帝問他的大臣岐伯說：我聽說上古時候的人，年齡都能超過百歲，動作不顯衰老，而現在的人，年齡剛至半百，動作就都衰弱無力了，這是由於時代不同所造成的呢？還是因為今天的人失於養生所造成的呢？

岐伯回答說：上古時代的人，那些懂得養生之道的，能夠取法於天地陰陽自然變化之理而加以適應，調和養生的方法，使之達到正確的標準。飲食有所節制。作息有一定的規律，既不妄事操勞，又避免過度的房事，所以能夠形神俱旺，協調統一，活到天賦的自然年齡，超過百歲才離開人世。

現在的人就不這樣了，把酒當水漿，濫飲無度，使反常的生活成為習慣，醉酒行房，因恣情縱慾而使陰精竭絕，因滿足嗜好而使真氣耗散，不知謹慎地保持精氣的充滿，不善於統馭精神，而專求心志的一時之快，違逆人生樂趣，起居作息，毫無規律，所以到半百就衰老了。

《孔子家語》中講，哀公問於孔子曰：智者壽乎？仁者壽乎？孔子對曰：「然。人有三死而非其命也，己自取

也。夫寢處不時，飲食不節，逸勞過度者，疾共殺之；居下位而上干其君，嗜慾無厭而求不止者，刑共殺之；以少犯眾，以弱侮強，忿怒不類，動不量力，兵共殺之，此三者，死非命也，人自取之。」

南北朝時的陶弘景在《養性延命錄》中講：「人生而命有長短者，非自然也，皆由將身不謹，飲食過差，淫泆無度，忤逆陰陽，魂神不守，精竭命衰，百病萌生，故不終其壽。」

由上可知，早在兩千年以前，我們的前賢古聖就已深知，人生壽命的長短不是由天命所決定的，而在很大程度上是由自身之所為造成的。

世界衛生組織根據科學研究曾宣佈說，每個人的健康與壽命，60%取決於自己，15%取決於遺傳因素，10%取決於社會因素，8%取決於醫療條件，7%取決於氣候影響。

那麼。在主觀上應該如何做呢？是求仙拜佛呢？還是造爐煉丹呢？此已是千年之誤，今天焉能重蹈其覆轍呢？

如清代康熙皇帝於 1689 年南巡至江寧，有人獻煉丹養身秘書一冊，康熙對身旁諸醫說：「凡煉丹修養長生及巫師自謂前知者，皆妄誕不足信，但可欺愚民而矣，通經明理者。斷不為其所惑也。」

明朝的李梴在《醫學入門·保養說》中指出：「影響人們壽夭的最基本、最重要的因素。即存在於人們最普通、最廣泛的日常生活之中。若能於飲食起居動作之間留心保養，避風寒以保其皮膚六腑，節勞逸以保其筋骨五臟。戒色慾以養精，正思慮以養神，薄滋味以養血，寡言

語以養氣，就會收到比任何其他方法都更直接而顯著的效果。」

所以，下面從飲食、睡眠、養心、健體等四個方面講一下。

一、飲　食

在飲食這一課題中，講六個問題。

1. 飲食的重要意義與作用

早在千年前宋神宗時，養生家陳直在其《養老奉親書》中講：「主身者神，養神者精，益精者氣，資氣者食。食者，生民之天、活人之本也。故飲食進則穀氣充，穀氣充則氣血盛，氣血盛，則筋骨強。」唐代著名醫學家孫思邈，享年 101 歲，他指出：「安身之本，必須於食，不知食宜者，不足以全生。」

飲食是人體從環境中汲取營養、能量的主要途徑之一，也是維持生命活動的基本條件之一，當然是老年人健康長壽之物質基礎。因此，國內外的歷代養生家，都十分重視關於飲食的研究。

2. 飲食什麼

飲食什麼，首先要看我們人體的生長、發育、健康長壽，即維持生命活動所需要什麼營養素。因為，營養素是人體生命活動的物質基礎，人從胚胎開始直到生命止息，片刻也離不開營養。如稱為六大營養素之一的蛋白質

（注：六大營養素為，蛋白質、脂肪、糖、無機鹽、維生素和水）。從原始的單細胞到人體的各組織器官，一切有生命的地方都有蛋白質。蛋白質是構成細胞和組織的「建築材料」，並參與人體內的新陳代謝，維持人體正常的生理功能。在正常情況下，由蛋白質供給的能量約占人體所需總能量的 1 / 10，兒童、青少年及生育期的婦女、病人、體力勞動者等需要量更多。而含蛋白質較豐富的是哪些食物呢？據介紹，有大豆、麵粉、肉、魚、蛋、乳等。

由上可知。凡是含有營養人體的食物，都是我們應該飲食的東西。

現代醫學和營養學研究證明，纖維素也是人體所必需的營養素之一，所以把它稱之為第七營養素。

現代科學證明，纖維素不但是人體所必需，而且它具有預防和舒解便秘、防止大腸癌、控制血糖等功能，並能促進消化液的分泌，有利於營養物質的消化和吸收，還能防治「現代病」，如糖尿病、心腦血管病、惡性腫瘤、肥胖病等（蕎麥、玉米、青豆、馬鈴薯、薯類、水果、綠葉蔬菜等都含有較多的纖維素）。

總之，經過人類千萬年篩選而留傳至今的五穀六畜、百果千菜，乃至水陸珍奇，不僅滋味美好，營養豐富，能夠滿足人體生長發育的需要，而且具有一定藥物的性能，從而達到強身祛病、延年益壽的目的。

注：如果經濟許可時可以適量增補以下食物。

① 多吃點營養價值高的蛋白質食物，如奶類、蛋類、魚類、瘦肉類、豆製品等。

② 多吃些含維生素的新鮮蔬菜與水果。

含七大營養素的部分食物簡表

七大營養素 所含營養素 飲食物	蛋白質	脂肪質	糖	無機鹽	維生素	水	纖維素
麵粉	√		√				
穀物			√		√		√
豆類	√	√	√				
肉類	√	√					
魚	√						
蛋	√						
油		√					
奶	√				√	√	
水果			√		√		√
蔬菜					√	√	√
鹽				√			
水						√	

③ 多吃點含鈣、鐵的食品，如牛奶、海帶、蝦皮、肝、骨質湯等。

④ 其他高級營養品如蜂蜜、蜂王漿、海參等。

3. 食飲之法

宋代蒲虔貫在《保生要錄》中講：「人慾先饑而後食，先渴而後飲，不慾強食強飲也。又不慾先進熱食而後隨餐冷物，必冷熱相攻而為患。凡食，先熱食，次溫食，方可少餐冷食也。凡食，太熱則傷骨，太冷則傷筋。雖熱

不得灼唇，雖冷不可凍齒。凡食，溫勝冷，少勝多，熟勝生，淡勝鹹。」

宋代養生家陳直在《養生奉親書》中講：「其高年之人，真氣耗竭，五臟衰弱，全仰飲食以資氣血。若生冷無節，饑飽失宜，調亭無度，動成疾患。」又講：「老人之食，大抵宜其溫、熱、熟、軟，忌其黏、硬、生、冷。」

宋代劉詞在《混俗頤生錄》中講：「食不慾粗及速，速即損氣，粗即損脾，脾損即為食勞（五勞七傷之勞）。」

清代太醫尤乘在《壽世青編》中講：「飲食之宜，當候饑而進食，食不厭細嚼；仍候喝而飲，飲不厭細呷（蝦）。」

綜上所述，在飲食方法和時間上應掌握：

（1）要待饑而食，待渴而飲。食不過飽，飲勿過量。

（2）飲食宜溫、熱、熟、軟，忌黏、硬、生、冷。

（3）凡食，溫勝冷，少勝多，熟勝生，淡勝鹹。

（4）食不宜粗及速，宜細嚼慢嚥。

這些都是人們在長期的生活實踐中總結出來的寶貴經驗，並且，這些經驗又被現代科學測定證實是科學的。

如細嚼慢嚥，有關材料強調「細嚼慢嚥益壽延年」。其理由是：

第一，細嚼慢嚥能增加食慾。「味美食慾高」是眾所周知的。從生理角度上講，味覺感受器——味蕾佈滿舌頭表面，細細咀嚼，可使食物的美味與味蕾充分接觸，既可充分品嘗出食物鮮美的味道，又能促進消化腺的分泌和胃腸的蠕動等，所以可以增加食慾。

第二，細嚼慢嚥能促進吸收。食物嚼得越細，越能減

輕胃腸的負擔，又能與消化液充分混合，對營養的吸收會明顯提高。試驗表明，細細咀嚼，可使蛋白質的吸收率由72%提高到85%；脂肪由71%提高到83%。

第三，細嚼慢嚥可使唾液增多。食物作為一種刺激物能促進唾液腺的分泌，食物在口腔的時間越長，唾液分泌越多。唾液中含有澱粉酶，能把澱粉轉化成麥芽糖，以利於下一步的消化。唾液還含有溶菌酶、氧化酶和來自毛細血管的白細胞，它們對細菌有殺滅的作用。使人少患胃腸道疾病。

元朝養生家李鵬飛（醫儒，是位大孝子）在《三元延壽參贊書》中，對唾液的作用就有精闢的論述，書云：「口中津液是金漿玉醴，能終日不唾，常含而咽之，令人精氣留，面目有光澤……溉臟潤身，宣通百脈，化養萬神，肢節毛髮，堅固長春。」

日本營養學家西崗一不久前發佈了一項令人欣喜的研究成果，即細嚼慢嚥不僅可以防病，還可以防癌。在研究中，他觀察到人們咀嚼食物時，分泌出的唾液成分與平時分泌的不同，它能在 20 秒鐘內使誘發致癌物（亞硝基化合物、黃麴黴素 B 等）喪失活性。其原因是它含有比平時豐富得多的成分：13 種酶、11 種無機鹽、9 種維生素、多種有機酸和激素，其中的 SOD（過氧化物歧化酶）過氧化氫酶和維生素 C 等，具有很強的抗癌效果。而平時分泌的唾液就不含有這麼多的可貴成分。

由此他告訴人們：「咀嚼是人人都具有的能力，是人人都具有的一件防癌利器，但遺憾的是很多人喜歡狼吞虎嚥，或邊走路邊吃、邊做事邊吃等。」

第四，細嚼慢嚥有益於牙齒的牢固。細嚼時可對牙齒和牙齦產生較多的摩擦，從而促使該部的血液循環，延緩其組織的衰老，提高其咀嚼的功能。

4. 飲食之忌

世上任何事物都是一分為二的。莊子曰：「福兮禍所伏。」上面談到「人以食為天」，但如果你不講衛生、不講科學而亂食狂飲，其食則為人之患了。

唐朝名醫孫思邈在他的《攝養枕中方》中講：「夫萬病橫生，年命橫夭，多由飲食之患。飲食之患，過於聲色。聲色可絕之逾年，飲食不可廢於一日。為益既廣，為患亦深。」

宋代陳直在《養老奉親書》中講：「尊年之人，不可頓飽，若頓令飽食，則多傷滿，緣衰老人腸胃虛薄，不能消納。故成疾患，為人子者，深宜體悉。此養老人之大要也。」

宋朝蒲虔貫在《保生要錄》中講：「凡所好之物，不可偏耽，偏耽則傷而生疾；所惡之物，不可全棄，全棄則藏氣不均（如全不食苦，則心氣虛，全不食鹹，則腎氣弱是也）。」

老年人忌偏食，因偏食易導致全面營養的失調。如有些老年人不吃牛奶、雞蛋、肉類等，只吃素食，就易於使其體內各種營養素失去平衡，從而導致過於消瘦、貧血、脫鈣等營養不良現象的出現。

老年人飽食，則弊病更多。過飽之後，首先使胃的負擔加重，導致消化不良，引起胃痛、腹脹、嘔吐，嚴重者

導致急性胃炎、腸炎、胰腺炎、胃穿孔等。其二，飽食對於冠心病患者來說，幾乎是重型炮彈，可激發患者發生心絞痛與心肌梗塞，甚至能引起心室顫動而死亡。尤其是在晚上，吃過多的油膩食物，血中脂肪量猛然升高，可超過素食人的 2.5 倍。同時，入睡時人的血流速度明顯減慢，血中的這些脂肪就會大量地在血管壁上沉著，極易引起動脈硬化與冠心病。所以現在有些人提倡早餐吃飽，中餐吃好，晚餐吃少。

要嚴禁飲食一些久存而將要發黴變質的剩餘飯菜。我們這一代人，幾十年的低工資，養成了過窮日子的習慣，這也不肯捨，那也不願丟，吃了不疼捨了疼的觀念根深蒂固。但千萬不要因小失大，否則，萬一誤食得病，花大錢受苦罪就得不償失了。特別我們已邁入了老年期，機體功能下降，抵抗力差，所以，一定要把好「病從口入」這一關。

5. 長壽地區的飲食情況

據一些資料報導，世界上長壽區的老人膳食各有特點。

中國廣西巴馬縣，80 歲以上的老人多以玉米為主食，輔以各種豆類、紅薯、大米、野果等。

厄瓜多爾的比爾卡班區的長壽老人，一般食用牛奶、羊奶、馬鈴薯、番茄、水果及小麥麵粉。

格魯吉亞的居民最常吃的是玉米、優酪乳、紅辣椒及各種蔬菜、水果等，還常吃蜂蜜、核桃，吃少量的羊肉。

日本的老年病醫學總會經調查提出，少吃大米，多吃魚、肉、豆、蛋，少吃油膩，多吃新鮮蔬菜，每天一杯牛奶，常吃海帶。

6.關於飲酒問題

《醫方類聚》中講：「酒者，五穀之津液，米麴之華英，雖能益人，亦能損人，何者？酒有大熱大毒。大寒凝海。惟酒不冰，是其熱也；飲之易昏易人本性，是其毒也。若避風寒、宣血脈、消邪氣、引藥勢，無過於酒也。若醉飲過度，盆傾斗量，毒氣攻心，穿腸腐脅，神昏志謬，目不識人，此則喪生之本也。」

近年來許多研究表明，適量飲酒有益於老年人健康長壽。因為適量飲酒可增加高密度脂蛋白的含量，從而防止心臟病，減少動脈壁內膽固醇的積累。

飲酒不能過量，像宋朝一首打油詩所描寫的那樣「不知身是人，不知人是身，只知身與人，與天都未分」的醺醉狀態。傳說大詩人李白因嗜酒中毒，僅活了62歲，並害了他四個兒子，造成大呆、二傻、三癡、四愚。

所以，飲酒要適量。

二、睡　眠

1.睡眠的意義和作用

清朝李漁在《閒情偶寄》中講：「予訊益壽之功，何物稱最？天地生人以時，動之者半，息之者半，動則旦而息則暮也……若是養生之訣，當以善睡居先，睡能還精，睡能養氣，睡能健脾益胃，睡能強骨壯筋……睡能防病醫病。如：患疾之人，久而不寐，則病勢日增，偶一沉酣，

則其醒也必有由然勃然之勢。是睡非睡也，藥也。非療一疾之藥，乃治百病，救萬民，無試不驗之神藥也。」

故前人有睡詩云：「花竹幽窗午夢長，此中與世暫相忘，華山處士如容見，不覓仙方覓睡方。」

從生理學上講，睡眠是一個重要的生理現象。睡眠發生的機制有很多說法，但從根本上看，它是由大腦皮質發生了廣泛的抑制所引起的。巴甫洛夫認為，大腦皮質所產生的任何一種抑制過程，只要廣泛地擴散，而又無興奮過程相對抗，就會產生睡眠抑制。睡眠對大腦皮質細胞是一種保護作用。皮質細胞非常敏感和脆弱，容易因長期興奮而產生損耗，所以，睡眠能防止大腦皮質細胞過度消耗，同時還能促進人體器官功能的恢復。

睡眠還是人體休息、解除各組織疲勞的最重要的方式方法。科學家指出：「長期睡眠不足會引起判斷力減弱、思維遲鈍、協調性差，並易引發各種事故，造成人體傷害。從心理學的角度講，睡眠不足時，可造成人的心理疲乏感，致使情緒發生不良改變以及某些行為發生異常，從而引起焦慮、憂鬱、急躁等反應，甚至能誘發有精神病史的人患精神病。

長期睡眠不足在生理上可造成食慾減退、消化不良、免疫功能下降，並可引發或加重失睡症、神經官能症、潰瘍病、高血壓、糖尿病、腦血管病等。所以，長期睡眠不足，可以誘發各種病症。

醫學研究發現，人體有一種很特殊的現象，體內的生長激素和腎上腺皮質激素只有在人進入睡眠狀態後才可較好地產生，它既能促進青少年生長發育，又能使中老年人

延緩衰老。但如果因睡眠不足，則可導致激素規律失衡，機體控制失常，直接有損於人的健康長壽。

2. 睡眠的時間

在人的一生中，大約有三分之一的時間用於睡眠。各人每天睡眠所需要的時間，隨年齡的增長而有所不同，當然個別的也有差異。新生幼兒需 18～20 小時，成長中的兒童需 12～l4 小時，成年人需要 7～9 小時，老年人需 5～7 小時。

最近，美國某大學教授對老年人的睡眠問題提出了一個新的觀點，即老年人不要把覺少、失眠當成負擔，應把睡眠少看成是生理現象。研究表明：

第一，人的睡眠並不是越多越好，一般每天 6～8 小時即可滿足，而老年人所需要的時間更少，夜間睡 5 小時就足夠了。中午再睡 1 小時左右。

第二，多數老年人的失眠是心理因素造成的。長時間臥床，追求延長睡眠時間，反而會加重焦慮反應，促成心理障礙，形成惡性循環而加重失眠。應早晨醒後則起床，不要計較睡時長短，這樣易於消除心理負擔。

3. 睡眠的姿勢

睡眠的姿勢有仰臥、俯臥、左側臥、右側臥四種。究竟哪一種睡姿有利於睡眠，有利於休息，有利於健康，自古就有爭議。如清朝的養生家曹廷棟在《老老恒言》的安寢中講「寢不屍」，他不主張仰臥睡眠，同時又不同意釋迦牟尼只許右側臥（釋迦戒律，臥惟右側，不得轉動，名

謂吉祥睡）的睡眠辦法，而認為在睡不安或睡間醒時，轉動轉動身子，換換姿勢，則更有益於老年人。

有人調查，一般正常人仰臥睡占 60%，側臥睡占 35%，俯臥睡占 5%，並且，大多都不是用一種姿勢到天明，而是調換多次。有學者講，人在 5～7 小時的整個睡眠過程中，體位變動 20～60 次。科學家認為，睡眠時輾轉反側有助於抑制過程在大腦皮質的廣泛擴散，如果睡眠中的輾轉反側不足，醒來後還會有疲勞的感覺。

但究竟用哪種姿勢睡眠好，這要根據每個人的身體狀況和習慣，你認為用哪種姿勢入眠快、睡得自然、放鬆、舒適，就用哪一種。

但對患有某些疾病的老年人來說，根據其病情選用適宜的睡眠姿勢則是十分必要的。如患有心臟病的人，宜採用右側臥姿。因心臟居於偏左，取右側臥，可減輕心臟受壓，減輕心臟負擔。患有肝臟病的人，也宜用右側臥的睡姿，因為肝在右側，睡時右側處於低位，可使肝臟供血充足，有利於肝組織病變的恢復。

打呼嚕的人，不宜用仰臥睡姿，因為仰臥時，舌根和「懸雍垂」下墜，通氣道受阻，增大鼾聲，損傷組織（鼾聲如雷）。

有資料介紹，為了降低腦血栓的發病率，應提倡患者採用仰臥睡眠。但仰臥睡眠時，不可把手放在胸上，以免產生壓迫感，甚至引起噩夢。

4. 入眠的方法

清代慈山居士在《安寢篇》中講，養生家曰：「先睡

心、後睡目……愚謂寐有操縱二法：操者，如貫想頭頂，默數鼻息，返觀丹田之類，使心有所著，乃不紛馳，庶可獲寐；縱者，任其心遊思於杳渺無朕之區，亦可漸入朦朧之境。最忌者，心慾求寐，則寐不成。」

5. 關於午睡

為了減輕體力不必要的消耗，增強精神活力，每天若能午睡片刻，消除身心疲勞，使生活有張有弛地富有節律化，對老年人來說更有好處。

有學者指出：在地中海沿岸諸國的居民，冠心病率之所以很低，其因之一，是由於他們長期堅持午睡，據對百名心臟病患者以及相應數量的對照組的觀察表明，每天午睡 30 分鐘，可使冠心病發生率減少 30%。英國科學家對午睡的長遠效果進行了深入的探討，他們樂觀地認為，堅持午睡半小時以上，能使人的冠狀動脈得到休息，從而減少心臟病發作的可能。如果午睡時間再長一些，則冠心病的發生率會更低。

午睡時間在 1 小時左右為宜。太長會使大腦抑制狀態逐漸加深，人便會感到不舒服、頭腦沉重、全身乏困、意識模糊等。

6. 老年人睡醒後不宜立即起床

近年來，國外醫學家對老年人發生中風的時間進行的調查結果發現，上午 8～9 點是發生中風的高峰，中午時降低，而午後 3～4 點又是一個較小的高峰，凌晨 1～4 點為低谷，發生率僅為上午的 1／12。

為什麼老年人中風多發生在睡覺醒來之後呢？其因是，老年人的機體逐漸衰退，血管壁硬化，彈性減弱。當從睡眠時臥位變為起床後的站位，由靜態轉為動態，血液動力發生突然改變，其生理功能不能很好調節，造成血壓急劇起伏，就容易導致老化的腦血管破裂，血液外溢。

此外，早晨起床以後，血液中血小板比睡眠時增加，使血液凝固作用亢進，也增加腦血栓發生的可能。所以老年人睡醒後不宜馬上下床行走，應在床上躺臥片刻，用手沐浴下頭、面、耳、臂等，再坐起穿衣，以免血壓驟變而發生不測。

7.晚上睡前應重視做好的幾件事

（1）刷牙。睡前刷牙比早起刷牙更重要，它不僅可清除口腔和牙齒的殘留積物，有利於保護牙齒，並對安穩入睡也有幫助。

（2）飲水。少量飲用白開水（不能飲茶水和咖啡等帶有興奮性的飲料）或牛奶，能幫助安靜睡眠。

（3）洗腳。用溫水洗腳，有助血液循環，起到消除疲勞和促使入眠的作用等。

（4）放鬆身體。睡前輕微地做一下頸部、軀幹及四肢的放鬆動作，使全身各部的肌肉、關節等放鬆，有助於入眠熟睡。

（5）開窗換氣。封閉較嚴的居室，每天至少要在早、午、晚時進行三次通風換氣，特別是晚上，開窗放進新鮮空氣，是大有益於老年人睡得香甜和健康長壽的。

據有關資料介紹，清潔新鮮的空氣中，氧氣占

20.95％，二氧化碳占 0.4％。我們人體吸入這樣的空氣，感覺舒暢清爽，有利於身心健康。人在安靜時每分鐘吸入 300 毫升氧氣，呼出 250 毫升二氧化碳。如果門窗緊閉，室內空氣不流通，就易使室內空氣污濁。

經測定，在一個 10 平方公尺的房間裏，如果門窗緊閉，讓三個人在室內看書，3 個小時後房間溫度上升 1.8 度，二氧化碳增加 3 倍，細菌量增加 2 倍，氨的濃度增加 2 倍，灰塵數量增加近 9 倍，還發現 20 餘種其他物質。

難怪清晨鍛鍊後從外面進入寢室，就會感覺空氣污濁，若長時間吸入這樣的污濁空氣，對身體是十分不利的。一般每天夜間都在 10 個小時左右，其空氣污濁的程度就可想而知了。

三、養　心

此處所指的「心」有兩個概念：一是指在人體中推動血液循環的心臟；一是指思想的器官——大腦和思想、情感等。

明代名醫李梴在《醫學入門‧心臟》一書中講：「心者，一身之主，君主之官。有血肉之心，形如未開蓮花，居肺下肝上是也。有神明之心，神者，氣血所化，生之本也。」

在心的重要意義和巨大功能方面，清代官居太醫的尤乘在其《養心篇》中講得就更全面、更具體了，他說：「夫心者，萬法之宗，一身之主，生死之本，善惡之源，與天地而通，為神明之主宰，而病否之所繫。」

明代養生家瞿佑在《居家宜忌》中講：「養生之法，以養心為主，心不病則神不病，神不病則人不病。」

我國歷代的養生家都把「養心」放在極其重要的地位。

從現時的事實來看，人們都因心、腦不佳而導致體弱多病及與世長辭的比比皆是。

但是，我們如何來保養這顆「一身之主，萬法之宗，生死之本，善惡之源，病否所繫」的「心」呢？對此問題，不論是我國傳統養生的經驗，還是現代老年醫學保健的實踐驗證，都一致認為節制嗜慾、調理情感、豁達樂觀、壯志進取等，是養心的有效良方。

1. 節　慾

早在我國的《黃帝內經》中就有「人有害曰慾，曰不知足」的記載。意思是，人生活中的最大禍害，在於貪慾之心。貪慾之心慾烈，人們就愈容易不知足。不知足，則導致禍災。

早在戰國時代的思想家孟子曰：「養心莫善於寡慾。寡慾者，節之也。非若佛老之徒，棄人倫，滅生理也。」即不要像有些教徒那樣不要妻室兒女，而去拜佛，妄想成仙。

宋代的養生家林甫在《省心錄》中講：「功名、官爵、貨財、聲色，皆為之慾，俱可以殺身。」或問之曰：「慾可去乎？」曰：「不可。饑者慾食，寒者慾衣，無後者慾子孫。反是，甘於自殺也。」慾不可絕，更不可縱。

在明代的《無字真經・養真篇》中有：「名利殺人，甚於戈矛」的記載，說：「名為造物之深忌，利是人情之

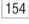

所必爭。故名利殺人，甚於戈矛。何也？戈矛殺人，人知避之；名利殺人，死而不悔。故自古，人心國法，多為利所害。天下有大害，藏於大利之中，而人不知；非不知也，為利所昏也。」

「慾」是動物生存的一種念頭、願望。凡是人，都有「慾」，有慾之心並沒錯，其關鍵是應「節慾」，而不可「縱慾」，否則，名利、聲色、貨財等慾心太強而放縱，則易於誤國、害民、敗家、喪身。

從我國的歷史上看，如暴虐無道的夏桀、貪婪兇殘的商紂、亂倫喪生的齊襄公及荒淫昏庸的漢武帝等，哪個不是因聲色權勢之慾心太強而誤國呢？又有多少帝王不是因為酒爛、色迷、荒淫無度而早夭呢？

據資料介紹，我國從秦漢至明清的封建時代（西元前221年至清末1911年共2132年），各朝代有生卒年可查的皇帝共有209人，其中壽命不足20歲者31人，20～29歲的34人，30～39歲的48人，40～49歲的29人，50～59歲的35人，60～69歲的24人，70～79歲的4人，活到80歲以上者僅有4人。在這209位皇帝中，壽過古稀之年的僅有8人，只占4％，未過半百而駕崩者就有142人，占68％，其平均年齡僅有39歲。

一國之帝王，權無限，地無邊，財無數，食無量，行也坐，事也閑。官宦不離左右，歌色充滿宮院。穿的是珍裘錦秀、佩的是珠寶金銀，飲的是參湯美酒，吃的是山珍海味，實可謂享盡了人間的榮華富貴，但卻不得天年，實為其縱慾所致。

在當今，一夥貪污腐敗分子及一幫目無國法的囚犯，

有幾個不是因為慾心過勝而走上犯罪道路或被押上喪命台的呢？

由此可知，從古至今，從掌管國家的帝王到一般的平民百姓，凡是縱慾者大多都是輕者傷身，重者亡命。所以，我們老年人要想健康長壽，必須首先要節慾。

我們如何節慾呢？古人有論。

戰國時代傑出的哲學家莊子主張「少私、寡慾、清靜」的養生之道。他認為：「人慾不可絕，也不可縱。縱慾必闖大禍。」故，古人有「少私、寡慾、清靜為天下正」的教誨。一個人如果少淫慾，就不至於欺男霸女；節物慾，就不會搶財害命；寡命慾，就不會投機鑽營、賣身投靠。只有做到知其榮、守其辱、安其分、圖其志的人，才能稱得上大丈夫。

「私」為萬惡之源，百病之根。一個人，如果私心纏身，必定斤斤計較，患得患失，鬼迷心竅，日夜不得安，必然導致形勞心虧，積累成疾。只有大公無私，克己奉公，心地坦蕩，才能長壽。

漢代華佗傳授的《太上老君養生訣》中講：「……夫善攝生者，要當先除六害，然後可以保性命，延駐百年。何者是也？一者薄名利，二者禁聲色，三者廉貨財，四者捐滋味，五者除佞妄，六者去妒嫉，去此六害者，則修生之道無不成耳。若此六害不除，蓋未見其益，雖心希妙理，口念真經，咀嚼英華，呼吸景象，亦不能補其短促。」

俗話說，人都是「赤身而來，空手而去」。我們又是步入了老年階段，度過了半個多世紀的人生生活，飽嘗了世間的一切酸甜苦辣，還有何慾值得再以老命去追逐呢？

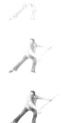

即使有金山銀庫在等，又能擁有幾時，又可延命幾日呢？同時，金錢、財富對兒孫來說，並不都是財源福地，有的不少成為埋葬其才華、腐蝕其意志品質的劇毒劑，敗家子弟多出在富豪之家。因此，我們應該大公無私，克己奉公，去除六害，以便達到健康長壽的目的。

絕不做「以隨侯之珠，彈千仞之雀，世必笑之」之事。

2. 理　情

上面已講過，人有七情六慾，慾要節，而情也必須用理智去控制去調理。

所謂喜、怒、憂、思、悲、恐、驚之七情，是人由人體自身或客觀事物所引起的精神情態變化的七種表現形式。這些精神情態變化，如果是強烈和持久的，則可成為致病因素。

對此問題，我國明朝的馮時可在《上池雜說》中講：「百病起於情，情輕病亦輕。」

清代的費伯雄在《醫醇賸義》中也講過，他說：「蓋七情者，七情偏勝之傷也。夫喜、怒、憂、思、悲、恐、驚，人人共有之境。若當喜而喜，當怒而怒，當優而憂，尚何傷之有？惟未事而先意將迎，既去而尚多留戀，則無時不在喜怒憂思之景中，而此心無複有坦蕩之日，雖慾不傷，庸可得乎？」

所謂喜傷心、怒傷肝，憂傷肺，思傷脾，恐傷腎（恐同驚、憂同悲）等，皆由此而得也。

狂怒傷身眾所周知，而暴喜的危害則未能引起人們的

重視。經研究證明，喜與怒一樣，都是大腦皮質的興奮、抑制過程所處的狀態。中國醫學把「喜」列為「七情」之首，指出「喜傷心」「怒傷肝」「喜怒傷氣」。

現代醫學認為：當人們大笑時如同盛怒一樣，交感神經系統興奮，體內腎上腺素等分泌量大增，引起全身血管收縮，心率加快，血壓和血糖上升。特別是老年人，或身患高血壓、冠心病、動脈硬化等疾病的人，情緒過於激動時，容易誘發腦溢血、心肌梗塞而猝死。

有位著名的心理學家認為，引起死亡的不是快樂，而是一種突如其來的衝擊，這種衝擊在一般健康人的身上本應引起快樂的事，而在身體不正常的人身上卻產生了特殊病理狀態，由此導致了死亡。

在七情之中，最忌的是怒。

清代的曹庭棟在《老老恆言》中講：「人藉氣以充身，故平日在乎善養。所忌最是怒。怒心一發，則氣逆而不順，窒而不舒，傷我氣，即足以傷我身。老年人雖事值可怒，當思事與身孰重。」

老年人由於生氣特別是暴怒而猝死的事例並不鮮見，人們俗稱為「氣死」。為什麼老年人容易氣死呢？因為，人進入老年期後，機體的各種組織器官日趨老化，其功能逐漸減弱，不論是對外界事物強烈的刺激，還是自身驟然的變化而引起的不正常心態情緒，都會損害身心健康，且輕則病，重則亡。

再加上有不少老年人都不同程度地患有冠狀動脈硬化性心臟病、其他器質性疾病、高血壓、腦動脈硬化等。在心平氣和的正常生活時尚可維持，一旦生氣特別是暴怒

時，大腦皮質高度興奮，體內支配血管進行收縮的交感神經也處於興奮狀態，就會使全身血管發生收縮，血壓增高，心率加快，心肌耗氧量增加，心臟負荷加重。這樣，在原來患病的基礎上，將使病情突然加重，誘發腦出血、急性心肌梗塞、心臟大面積出血、產生嚴重心律失常等，從而發生突然死亡。

所以，老年人特別是患有高血壓及各種器質性心臟病者，在平時生活中一定要看得遠、想得開、心寬氣和，盡可能做到情緒穩定，心情愉快，不生氣，更不大怒。

千萬不要像詩中描述的那樣：「君不見：『大怒沖天貫鬥牛，擎拳嚼齒怒雙眸。兵戈水火亦不怕，暗傷性命不知悟。』」

另外，為什麼怒會傷肝呢？

現代醫學認為，當人生氣發怒時，由於氣大會影響血液循環，尤其是會使肝靜脈出現循環障礙，血液回流受阻，甚至發生肝內淤血。這種淤血，首先發生於中央靜脈，時間一長，會使肝細胞萎縮，肝功能減退，乃至危及生命。

美國精神健康研究中心的最新研究表明，與心臟病密切相關的正是 A 型人中普遍存在的易怒問題。都克大學的學者說：許多年來，成千上萬次研究都揭示了怒氣與心臟病的相關性，並說：世界上有 15%～20% 的人經常生氣，這些人在 50 歲之前命歸西天的危險性，是其他人的 5～7 倍。

那麼，我們如何進行「理情」，特別是避免或者是減輕大喜及盛怒呢？在此問題上，古今皆有所論。

清朝的徐文弼引《虛齋語錄》曰：「世間一大戲場，離合悲歡要看假些，功名富貴要看淡些，顛連困苦要看平常些，時勢熱鬧要看冷落些。若當真，當順境時則心蕩氣揚，當逆境時則情傷魄喪，到得鑼鼓一歇，酒闌人散，漏盡鐘鳴，眾角色一齊下場，那時誰苦誰樂。」

德國的大哲學家康德說：「生氣，是拿別人的錯誤懲罰自己。」

明代的高濂在《清修妙論箋上》中記載有制怒容人《書》曰：「必有容，德乃大；必有忍，乃濟。」君子立心，未有不成於容忍而敗於不容忍也。容則能恕人，忍則能耐事。一毫之拂，即勃然而怒，一事之違，即憤然而發，是無涵養之力、薄福之人也。是故大丈夫當容人，不可為人容；當制慾，不可為慾制。」

清代沈金鰲講：「治怒為難，惟克己可以制怒，此聖賢治怒之法也。」

明代的來之得講：「人之七情，惟怒難制，制怒之藥，忍為妙劑。」

在《張百忍全書》上載有「百忍歌」，歌曰：「百忍歌，歌百忍，忍是大人之氣量，忍是君子之根本。能忍夏不熱，能忍冬不冷，能忍貧亦樂，能忍壽亦永。貴不忍則傾，富不忍則損。不忍小事變大事，不忍善事終成恨。父子不忍失慈孝，兄弟不忍失敬愛，朋友不忍失義氣，夫婦不忍多爭競。劉令敗了名，只為酒不忍；陳靈滅了國，只為色不忍；石崇破了家，只為財不忍；項羽送了命，只為氣不忍。如今犯罪人，都是不知忍，古來創業人，誰個不是忍？」

注：當然，也有人主張發洩。

現代有人提出「老年人制怒六法」：

（1）轉移法。生氣時去散步、逛公園、看電視等讓思想轉移。

（2）忘卻法。想辦法忘掉發怒的根源。

（3）對比法。拿處境比自己差的人來比。

（4）想像法。自我安慰，姿態要高，心胸寬大等。

（5）吐露法。找知己傾吐一下。

（6）避免法。遇有可能引起惱怒的事，儘量躲開。

3. 修　德

在我國傳統的養生中，早就提出了「養生必先修德，大德必得其壽」的理論。

早在春秋時期，孔老夫子在《中庸》中就指出：「大德必得其壽。」又說：「仁者壽。」

漢代的荀悅在《申鑒·俗嫌》一書中，將仁者能長壽的道理進行闡述，書曰：「仁者，內不傷性，外不傷物，上不違天，下不違人，處正居中，形神以和，故咎徵不至，而休嘉集之，壽之術也。」

宋代養生家馬自然主張：「修身德為本，養性善為先。」他認為，紅日有升有落，青山有變有遷，人則有生有死，這是自然規律，不必尋求長生不老之藥。慾想長壽，最好的辦法就是排除雜念，積德行善多為百姓做好事。無論幹什麼事，都要講道德，有仁義，不要被酒色、金錢、名利所誘惑，這樣可使心靜氣和，正大光明，何愁不長壽呢？

　　清代尤乘在《修養餘言》中講：「保養之道無他，在於平日飲食男女之間能自節愛，即是省身修德……若有德者，雖處幽暗，不敢為非，雖居榮祿，不敢為惡。量體而衣，隨分而食，雖富貴不敢恣慾，雖貧賤不敢強求。是以，外無殘暴，內無疾病也。蓋心內澄則真神守其位，氣內定則邪穢去其身。行欺詐則神昏，行爭競則神沮。輕侮於人必減算，殺害於物必傷年。行一善則神魂歡，作一惡則心氣亂。人能寬泰自居、恬淡自守，則形神安靜，災病不生，福壽永昌，由茲伊始。」

　　明代的羅洪先為勸公門人積德還作了首詩。詩曰：

　　「身在公門好積功，莫施巧計害貧窮。
　　　爐中有火休添炭，雪裏生寒莫助風。
　　　船到江心牢把舵，箭安弦上慢開弓。
　　　當權若不行方便，念盡彌陀總是空。」

　　時至今天，世界衛生組織也認識到道德修養對健康的重大作用，並把道德修養納入了健康範疇。其內容有：不以損害他人利益來滿足自己的需要，能按照社會認可的準則約束自己及支配自己的思想和行為等。

　　國內外的一些養生專家、學者，透過調查、測試等各種手段，也證實了我國古聖先賢們「大德得大壽」的立論是正確的。

　　有資料介紹，按現代的醫學觀點看，大德即道德高尚，包括仁愛之心、與人為善、利他主義等。這種仁愛之心，可以驅逐煩惱，使人心情愉快，與人為善，免除一切

敵意，又使人身心放鬆，增進食慾，減少疲勞。這種高尚的心理素質，還能興奮人體免疫系統的功能，促進機體分泌一些有益於健康的酶、激素和某些神經遞質（如乙醯膽鹼），使人體各組織器官的功能調整到最佳狀態，能有效地抵抗各種不良刺激和致病因素，進而預防疾病，促進健康，延緩衰老。

在哈佛大學，心理學家給學生看一部婦女在印度幫助病人和窮人的電影，接著對學生的唾液進行分析，發現其中抗呼吸道傳染病的抗體——A 種免疫球蛋白有所增加。這說明品德高尚、樂於助人的心理素質能增加人的抵抗力，而嫉妒心理則有損健康，導致失眠、頭痛、頭暈、食慾減退，煩躁易怒等症狀，同時降低人的免疫力，使人容易罹患一些心身疾病，如冠心病、高血壓、消化性潰瘍、糖尿病甚至癌症。

因為，嫉妒人的人，遭受的痛苦往往更大，這是由於他自己的不如意和別人的幸福都使他痛苦萬分，這種心境會損害他的健康，縮短他的壽命。

所以，人們常常咒罵那些說謊造謠、不仁不義、擅耍權術、慣用詭計、弄虛作假、欺上壓下、心毒手狠、貪贓枉法、品質惡劣、道德敗壞、滿口仁義但一肚子壞水的奸佞賊子是「短命鬼」。

心理學研究表明，常做壞事確實損害健康、影響壽命。在此問題上，美國著名心血管專家威廉斯博士從 1958 年開始，對 225 名醫科大學的學生進行跟蹤觀察，經過 25 年跟蹤，發現其中敵視情緒強或較強的人，死亡率高達 14%，而性格隨和的人死亡率僅為 2.5%。更有趣的是，這

批人中的心臟病患者，惡人所占比例竟是善人的 5 倍。

另據最近消息，美國科研人員對 2700 多人進行為期 14 年的調查發現，人際關係處理得好，隨時為他人做點好事的人，有益於延年益壽，而孤獨寂寞的人死亡率比前者高出 2.5 倍。

其原因是，缺乏道德修養的人，特別是被名利枷鎖「鎖住」的人，遇事常斤斤計較，既要算計別人又要防備別人暗算或報復自己，於是他終日陷入緊張、憤怒和沮喪的情緒狀態之中，大腦沒有一時之安靜。在這種不良情緒的影響下，體內各系統的功能活動失調，免疫功能下降，則易於患各種疾病。

我們絕大多數的老人，不論是在槍林彈雨的戰爭年代，還是在建設新中國的和平時期，在黨的領導下為國家為人民艱苦奮鬥、辛勤勞動、出力流汗，做了很多工作，立了大功，全國人民都看在眼裏，記在心上，後人不會忘記。但，生命不息、積德不止。所以，今後我們要繼續行善積德，為黨為人民多辦好事，才能使我們「壽比南山」，永葆青春。

4. 樂　觀

明代的呂坤在《倫理》中記有「樂觀者壽」。書曰：「人心喜則志意暢達，飲食多進而不傷，血氣沖和而不郁，自然無病而體充身健，安得不壽？」

我國名醫陳先生在其《樂天長壽辭》中講：「心理衛生，近代漸盛，養性修身，早垂古訓。人生疾病，外因易防，七情六慾，內賊難當。憤怒煩惱、抑鬱悲哀、神明內

疢、百病之階。健康要道，端在正心。喜怒不縈於胸襟，榮辱不擾乎方寸，縱遇不治之疾，自有回天之功。毋慮毋憂，即是長生聖藥。常開笑口，便是祛病良方。養生只此真詮，長壽無他奧秘。昔時七十已稱稀，今後百齡不足奇。隨遇而安，無往不樂。優哉遊哉，同登壽域。」

革命導師馬克思說：「一種美好的心情，比十副良藥更能解除生理上的疲憊和痛楚。」偉大的生物學家巴甫洛夫也曾經說過：「愉快可以使你對生命的每一跳動，對於生活的每一印象易於感受，不管軀體和精神上的愉快都是如此，可以使身體發展，身體強健。」

古今中外的無數事例證明，樂觀的情緒、開朗的性格，與健康長壽有很大的關係、世界上的長壽老人，絕大多數都是性格爽快豁達的樂觀者。

為什麼精神樂觀，有利於老年人健康長壽呢？

俗話說：「笑一笑，十年少；愁一愁，白了頭。」經現代醫學研究證明，良好的情緒是維持人體生理機能正常的前提。情緒的變化，必定伴隨著血液化學成分的一定變化，使某些生物活性物質排放到血液中的數量顯著增加。例如，當一個人感到恐懼、憂傷和悲觀失望的時候，血液中會出現過多的腎上腺皮質激素。如果情緒長期處於惡劣的狀態，那麼，過多的腎上腺素和其他活性物質就必然導致一系列生理功能的惡化。這正是近年來神經官能症、冠心病、高血壓、癌症，以及一系列的消化系統、內分泌疾病發病率不斷增高的原因。

如果思想樂觀、情緒良好，人體內各器官系統的活動能力就協調一致，腎上腺素也分泌適量，整個內分泌系統

和體內化學物質將處於穩定的平衡狀態，增強機體的免疫力，延緩衰老進程，而且有益於大腦皮質和神經的協調，消除心身疲勞，振奮精神，減慢大腦的老化。

既然「樂觀」能有益於老年人的健康長壽，我們就要培養和加強樂觀精神去爭取健康長壽。

我估計，老人絕大多數都是樂觀的。因為，從大的形勢上講，我國是處在改革開放、奮發圖強、經濟發展、國泰民安的大好形勢下。從個人的現狀上講，是處在功成名就、子大家寧、心靜體閑、適時養生、隨心所欲、量力而行、人生金秋、其樂無窮的時期。當然，可能有一部分老人由於某種因素的影響，也不是時時樂觀，事事樂觀。俗話說「都有一本難念的經」嘛。

假若由於主觀原因或客觀事物的干擾，使得心情樂不起來怎麼辦呢？

給大家介紹三種辦法。

第一，我們要知足、知福。常言說「知足常樂」，否則，就永遠得不到輕鬆、清靜、快樂之時。在知福這一問題上，當然還存在這樣、那樣的問題和不足，但縱觀我國的歷史，三皇五帝，盛唐康熙，哪朝哪代能跟得上我們現在全國人民生活的水準，乾隆皇帝也沒享受到現在的電器化、自動化等。所以，我們要知足，更要身在福中要知福，知足才知福，知福才知足，知足知福，樂自至矣。

第二，效法古人的尋樂妙法。如清代的沈復在《養生記道》中有：「比上不足，比下有餘。」此最是尋樂妙法也。「將啼饑者比，則得飽自樂；將號寒者比，則得暖自樂；將勞役者比，則優閑自樂；將疾病者比，則健康自

樂；將禍患者比，則平安自樂；將死亡者比，則生存自樂。」

白樂天詩有云：

蝸牛角內爭何事，石火光中寄此身。
隨富隨貧皆歡喜，不開笑口是癡人。

明代的唐寅在《唐伯虎全集》中記有一首感懷詩：

不煉金丹不坐禪，饑來吃飯倦來眠。
生涯畫筆兼詩筆，蹤跡花邊與柳邊。
鏡裏形骸春共老，燈前夫婦月同圓；
萬場快樂千場醉，世上閒人地上仙。

宋代的邵雍有一首詩題為「人生一世吟」，詩曰：

前有億萬年，後有億萬年，
中間一百年，做得幾何事！
又況人之壽，幾人能百歲？
如何不歡喜，強自生憔悴！

我國南宋詩人陸游，備受投降派秦檜等人的排擠，一生坎坷，66歲退居山陰，但他表現為樂觀，有詩為證：

不識如何喚作愁，東阡南陌且閒遊。
兒童共道先生醉，折得黃花插滿頭。

　　第三，自樂法。國泰民安樂、家庭和睦樂、子孫繞膝樂、探親訪友樂、師生歡聚樂、同事談心樂、讀書習字樂、吟詩賞畫樂、養花玩鳥樂、吹拉彈唱樂、登山玩水樂、對壘麻將樂、賀年過節樂、過生祝壽樂、說古道今樂、言內拉外樂、健身練體樂、清心養神樂、吃也樂、喝也樂、勞也樂、逸也樂、天也樂、地也樂……總之，只要有遠大的目光，寬廣的胸懷，正確的思想，樂觀的精神，世上雖有多種愁，人間還是樂事多。

　　所以，我們應以遠大的目光、寬廣的胸懷，去尋找有益於樂觀的事物，使之陶冶樂觀的思想情緒，達到養心延年的目的。

5. 進　取

　　據有關資料介紹，長壽者往往有一個特徵，即具有「進取心」。

　　著名畫家齊白石 90 餘歲還在創作；著名氣象學家竺可楨 70 多歲時開始寫《中國近五千年來氣候變遷的初步研究》，83 歲完成，引起學術界的廣泛重視；全國人大副委員長廖仲愷的夫人何香凝，60 歲開始學畫，持之以恆，造詣很深，終年 97 歲；美國的海門威女士，60 歲退休，92 歲又開始為報刊寫文章，100 歲時仍堅持為某報寫專欄。總之，古今中外從專家學者到一般的普通勞動者，此種例子繁多，舉不勝舉。

　　但是，有進取心的老人，為什麼有益於長壽呢？

　　其一，據有關資料介紹，人的大腦在人生的發育期，越用越發達，越用越靈活，越用越健壯。在人生的衰老

期，若能勤於用腦、善於用腦，則可延緩腦的衰老，有益於健康長壽。

其因是：大腦是中樞神經系統的最高級部分，人腦的重量平均為 1400 克，腦細胞（神經元）有 140 億個，每天可接受 8600 萬條資訊，一生可儲存 1000 億個資訊單位。人的一生中，只用了大腦儲能的 1 / 10。所以，人腦的潛力是很大的，只要不斷地給大腦以新的資訊、新的刺激，使頭部保持良好的血液循環，獲得充分的營養物質，人的腦細胞就可以不斷地發育，腦功能就會得到增強，從而延緩腦衰老的速度。但凡進取者，都是勤於用腦、善於用腦的，所以，進取心有益於健康長壽。

有人曾選了 16 世紀以來的歐美名人 400 名加以研究，發現其中壽命最長的是發明家，平均 79 歲。我國也有資料對秦漢以來的 3088 名著名知識份子的壽命進行統計分析，其平均壽命為 65.18 歲，也高於常人。

日本科學家經由實驗也證明，經常從事腦力勞動的 60 歲長者，其思維能力仍像 30 歲時那樣靈敏。反之，懶於用腦的人 30 歲時，其大腦就開始迅速老化，且晚年易得「老年性癡呆症」。

其二，眾所周知，有進取心者，才能有收穫、有貢獻，有收穫、有貢獻，心情就舒暢、愉快。人在心情舒暢愉快時，機體會分泌出一種有益的激素、酶和乙醯膽鹼，這些物質可將神經的興奮與抑制調節到最佳狀態，能將血液量控制到適宜程度，這自然有益於身心健康。同時，人腦有大量的記憶細胞，勤於用腦可以加快腦細胞的新陳代謝，這對增進智力和記憶力有良好的作用。病理學家已發

現，70 歲以後的老人，各腦細胞之間會生長出更多相互通聯的「枝義」，它能增大老年人知識的深度。

與此相反，那些在工作和日常生活中終日無所事事、消極怠慢、意志消沉的人，往往未老先衰，老態龍鍾。從醫學心理學角度講，懶惰是早衰的催化劑，對身心健康有百害而無一利。因為懶惰者的大腦機能長期被壓抑而得不到充分發揮，使腦啡肽及腦內核糖核酸等物質水準降低，久而久之，大腦功能呈進行性退化，思維和智慧逐漸遲鈍，判斷力下降而致早衰。

美國科學家將 73 位平均年齡為 81 歲的老年人分成三組──勤於思考組、思維遲鈍組、受人監督組，結果是，勤於思考組的血壓、記憶和壽命都達到最佳指標，三年後，該組織的老年人都活著，思維遲鈍組的死亡率 1.25%，而受人監督組的死亡率為 7.5%。由此證明：人們適宜的思考能給大腦保持良好的血液循環。

進取心理還具有防病作用。因為，無論什麼病都與心理因素有聯繫，人體生理和防衛功能的完整，需要依靠中樞神經、內分泌及免疫這三個系統的聯繫和作用。不良的心理因素，可以由它們轉化為病理過程，進取心理是人的精神支柱，是抵禦一切不良情緒的基礎，是防止各種疾病的精神力量。

進取心理還具有治療作用。進取者為了實現其目標，千方百計地治療疾病，往往比患同樣疾病的其他人康復得快，治癒率高。據《新英格蘭醫學雜誌》報導：257 名男性心臟病患者中，分為進取心強的 A 組和進取心弱的 B 組，他們的死亡率在 24 小時內是相同的，24 小時以後，進取

心強的 A 組的死亡率比 B 組低 10%。所以有位著名醫生說：「沒有一個懶人能達到高齡的，所有達到高齡的人，都有其非常積極的生活方式。」

老年人如何進取呢？

我認為，老年人的進取應該是，在遵紀守法的前提下，不損人、不害物，做些利國、利民、利家、利己的事情，皆是進取。如在原工作單位協助工作是進取，在家庭當參謀也是進取，辦教育、從事科研是進取，防病治病也是進取，做工、務農是進取，開工廠、經商也是進取，看書學習是進取，寫字畫畫也是進取，作詩填詞是進取、強身健體也是進取。這些皆可稱之為進取。

據瞭解，絕大多數老年人雖已退離休，卻仍然「老驥伏櫪，志在千里，烈士暮年，壯心不已」地繼續為社會主義事業做出了很多的貢獻，閃耀著夕陽的光輝。

「莫道桑榆晚，晚霞尚滿天」。

四、健　體

1. 健體的重要意義

唐代養生家施肩吾在《玉華靈書》中曰：「神以氣為母，氣以形為舍。煉氣成神，煉形成氣……無形籠絡，神氣兩離……不知養形之端，精魄耗散，而陰殼空存，未死之前，已如槁木，餘喘既絕，盡為糞壤，養形之道，何不深思。」

明代養生家王希巢在《九天生神章序》中講：「人之

有形，如人之有屋……且形者，百神之所寓，一性之所存，聰明之所托。修行者，必先愛其形。形堅則神能久留，屋堅則人能久居。功業未充而陰殼先卒者，常為學者之患。」

毛澤東於 1917 年在其《體育之研究》一文中講：「體育一道，配德育與智育，而德智皆寄於體。無體是無德智也……體者，為知識之載而為道德之寓者也，其載知識也如車，其寓道德也如舍。體者，載知識之車而寓道德之舍也……然昔之為學者，詳德智而略於體。及其弊也，僂身俯首，纖纖素手，登山則氣迫，涉水則足痙。故有顏子而短命，有賈生而早夭，王勃、盧照鄰或幼傷或坐廢。此皆有甚高之德與智也，一旦身不存，德智從之而隳矣。」

科學家居里夫人說：「科學的基礎是健康的身體。」

有人講：「人一生中可能幹很多蠢事，但最蠢的一件，可能是忽視健康。所以，智者和愚者之間，僅有一念之差，智者要事業而不忘健康，愚者只顧趕路而不顧一切。」又講：「你有一萬種技能，你可以征服世界，甚至改變人種，但沒有健康，你只能是空談家。」

毛主席提出的「健康第一」不僅適合於青少年，而且，更適合於我們老年人。

2. 如何健體

在如何健體方面，古今中外都有卓識明見。有的主張靜，有的主張動，有的主張動、靜結合。

早在兩千年前的戰國末期，秦國丞相呂不韋在《呂氏春秋》中首先提出了「流水不腐，戶樞不螻，動也」的健

身論點。並認為「形不動，則精不流，精不流，則氣鬱」，不運動就會「氣不達」「血脈壅塞，百病叢生」。

漢代名醫華佗著有《五禽戲》，以模仿虎、鹿、熊、猿、鳥五種禽獸動作編寫而成的健身術，體現了他「人身常動搖，則穀氣消，血脈通，病不生，人猶戶樞不朽也」的健身防病理論。

毛澤東在《體育之研究》中指出：「善其身無過於體育。體育於吾人實占第一之位置。體強壯而後學問道德之進修勇而收效遠。於吾人究研之中，宜視為重要之部。學有本末，事有始終，知所先後，則近道矣。此之謂也。」

古希臘思想家亞里斯多德曾告誡人們：「最易於使人衰竭、最易於損害一個人的，莫過於長期不從事體力活動。」

18世紀法國名醫蒂索說：「運動就其作用來說，可以代替任何藥物，但所有的藥物都不能替代運動的作用。」

胡夫蘭德在《人生延壽法》一書講：「沒有見過一個懶漢能長命的。」

日本的入來正躬教授說：「沒有什麼返老還童的靈丹妙藥。要記住，能使用腦子就儘量使用，應開展能給予身體適度刺激的恰如其分的運動，這就是最好的防治衰老的辦法。」

由上可知，參加體育鍛鍊，是健身壯骨的有效方法。並且，許多中、外的專家、學者從現代醫學和運動生理學的角度進行研究，其結果都證實了體育運動的這一功效。

（1）體育運動對神經系統的影響

人是一個統一的有機整體，它的一切活動都是在大腦

皮質的統一支配下完成的，大腦機能狀態良好，能更好地調節機體各種活動，而機體的各種有益的活動，反過來對大腦和整個神經系統的功能都可起到良好作用。如改善大腦皮質的興奮與抑制過程，提高對自然環境的適應性，促進植物神經系統的調節功能，增強腦血液循環、促進新陳代謝等。

（2）體育運動對心血管系統的影響

人的生命在很大程度上是取決於心臟功能的好壞，心臟本身的健康狀況與養育心肌的冠狀動脈的健康狀況緊密相關。體育活動，可使冠狀動脈血流通暢，冠狀動脈血流通暢，則可更好地供給心臟所需要的營養，並可使心肌纖維粗壯有力，增強心肌力量，加強心肌收縮，改善心肌調節，保證全身各組織器官系統的營養供給；防止膽固醇在血管中沉澱，有效地防止血管硬化、高血壓和冠心病等疾病的發生。體育運動還是預防靜脈血淤滯的最好辦法，也是預防血栓栓塞的有效良藥。

（3）體育運動對呼吸系統的影響

人在運動時促使呼吸加快加深，使呼吸差加大，肺活量提高，血養量增加，從而增強呼吸系統的功能，加快有機體新陳代謝，延緩老年性萎縮和機能衰退。

（4）對消化系統的影響

人在運動時有助於消化道的蠕動和消化腺的分泌，改善消化道的血液循環，從而增強腸、胃等消化系統的功能，有利於對食物的消化和對營養物質的充分吸收，以及廢物的排泄。

（5）對運動系統的影響（運動系統主要包括：肌肉、骨骼和關節）

① 對肌肉的影響。堅持體育活動，經常給肌肉以刺激，使之伸張與收縮、緊張與放鬆，促使肌肉中的血液通暢，形成良好的血液循環，及時而充分地供應營養物質，促進全身組織細胞的新陳代謝，從而鞏固和增強肌肉的力量，延緩肌肉萎縮和機能減退，並可使皮膚柔軟有彈性和富有光澤。

② 對骨骼的影響。人體骨骼生成的重要刺激之一，是活動時肌肉對骨骼的重力作用。所以，體育運動可鞏固和增強老年人的骨骼堅硬，延緩骨質疏鬆（老年人易骨折，主要是由於骨質疏鬆所致），防止骨質疏鬆症的發生。明顯的例證是：癱瘓病人或長期使用夾板固定的病人，易於發生繼發性骨質疏鬆症。其症狀是背痛、脊椎萎陷、脊椎後凸、脊椎活動受限、身高縮短等。

③ 對關節的影響。關節是人體運動中的樞紐，它在人的伸、屈、扭、轉、坐、立、起、行、抓、拉、推、舉、跑、跳、踢、騰等一切活動中，都擔當著繁重的任務，起著重要的作用。老年人在活動中表現較明顯的就是關節不活、肢體不靈、立而不穩、行而顫動等，這都與關節周圍的肌肉力量減弱，關節囊和韌帶的萎縮、鬆弛而導致關節的穩固性和靈活性等機能減退有關。

實踐證明，體育鍛鍊，可鞏固和增強關節周圍的肌肉力量和關節囊與韌帶的厚度及其柔韌性，從而鞏固和增強老年人關節的穩固性和靈活性。

（6）體育運動還能有效的振奮精神、鍛鍊意志、調節

情感、增長智力、開闊胸懷、擴展社交、增進友誼、培養興趣、豐富生活，防止退離休後的寂寞、孤獨感等。

總之，體育運動對人們身心健康的作用是全面的，正如毛澤東在《體育之研究》中所講：「體育之效，至於強筋骨，因而增知識、因而調感情、因而強意志。筋骨者，吾人之身；知識、感情、意志者，吾人之心。身心皆適，是謂俱泰。」

正因如此，目前在國內外自覺進行體育活動的老年人越來越多，已蔚然成風。

3. 健體的內容、方法

目前體育運動的內容豐富，方法繁多，但不是所有的項目都適合於老年人。所以，我們就要依據老年人的生理特點、心理特點及其具體情況而加以選擇，做到「對症下藥」「有的放矢」，達到預期效果，否則，會適得其反。

（1）老年人的生理特點

經國內外有關專家研究、分析、驗證，人進入老年期後，其生理組織及其機能狀況大致如下。

① 中樞神經系統：神經過程的靈活性降低，興奮與抑制之間的相互轉換速度減慢，神經調節的能力較差，對於刺激的反應遲鈍，神經細胞易疲勞，疲勞後恢復慢。

② 心臟血管系統：心肌萎縮，結締組織增強，脂肪沉著，因而心肌收縮力量減弱、每搏輸出量減少，動脈管壁的彈性減退並發生硬化，管腔變窄，血流阻力加大，因而使動脈血壓升高，心臟負擔增加，流向肌肉特別是心肌的血液受到阻礙。所以，老年人的心臟血管機能較差，體力

負荷的能力減退。

③ 呼吸系統：肺組織中的纖維結締組織增多，彈性降低，肺泡萎縮，呼吸肌力量減退，胸廓的活動度減小，因而肺的通氣量和換氣量的功能下降，肺活量減小，殘氣量增加。

④ 消化系統：牙齒咀嚼食物的能力及腸胃消化吸收功能減退，直接影響了對身體營養物質的供應。

⑤ 運動系統：骨骼中的有機物減少，骨軟骨發生纖維性變化，出現骨質疏鬆。關節韌帶的彈性減退，肌肉逐漸萎縮，肌肉力量及彈性降低，肢體和關節活動能力及活動範圍逐漸減低和縮小，因而易發生骨折、關節病及畸形（彎腰駝背、骨質增生等）。

（2）老年人的心理特點

人到老年一般都是心地善良、情緒穩定、不喜歡大喊大叫、大起大落等。

根據老年人以上的生理和心理狀況，適宜於選擇具有以下特點的健身項目。

① 內容全面。老年人的生理老化是全身性的，因而延緩衰老措施也應是全面的。應當既有四肢的活動，也有頭部和軀幹的鍛鍊，既要重視關節的運動，也不能忽視浴面和轉眼。只顧四肢的活動而忽略了其他，都有損於整體的健康。眼明耳聰是幸福，牙齒不佳也是災難。所以，其健身內容應是全面的。

② 方法簡便。由於老年人的關節不靈、手腳緩慢、記憶力差等弱點，不適於學習、參練那些動作複雜、方法多變、技巧性高、難度較大的健身內容。要選用那些易學、

易記、易練、方法簡便的健身項目，以便達到行忘腿、食忘嘴、拿忘手、書忘筆的熟練程度，獲得事半功倍的效果。

③動作穩健。上面講到，老年人由於手腳不靈、反應遲鈍，骨質疏鬆，易於發生跌倒、扭傷、骨折等可怕事故。因此需選用那些動而不猛、轉而無險、變而不疾、重心穩定、忌速宜緩的健身方法和內容。

④少競爭，勿對抗。帶有競爭和對抗性質的體育活動，易於引起人們中樞神經的過度興奮及生理組織機能的超量發揮。而由於老年人神經調節的能力較差，心肌收縮力量的減弱，呼吸肌力量減退，肌肉力量及彈性降低，骨骼中的有機物減少，出現骨質疏鬆等，則難以承擔由競爭（特別是激烈的競爭）和對抗（特別是短兵相接的直接對抗）所引起的超負荷的內外刺激。所以，老年人不適於選擇那些帶有競爭激烈、直接對抗性質的健身內容。

⑤節奏平穩、柔和富有韻律。根據老年人的心理特點，所以在活動的節奏上要平穩、柔和、富有韻律，不要忽快忽慢、忽強忽弱、波濤洶湧、大起大落。由於運動節奏異常或對抗競爭劇烈而導致傷筋折骨、心疾復發、長期住院、終生殘廢或命歸西天者，大有人在。

以上是對老年人選擇健體項目的五點要求。但是哪些體育項目具有內容全面、方法簡便、動作穩健、少爭勿抗、節奏柔和等條件呢？

從現有的健身運動項目來看，接近或比較接近這五個條件的還不少，如太極拳、太極劍、手杖健身法、保健操、健身舞、羽毛球、乒乓球、門球、網球、登山、游

泳、還有走步、慢跑等。走步和慢跑，不少人只認為它是用腿的運動，其實它也帶有擺臂、晃體、呼吸、運眼等全身性的活動。俗話說：「一枝動、百枝搖」嘛。不過，在實踐中，多數老年人都不是單一地參與某一個健身項目的活動，而是採取多項綜合而互補的方法，使全身各個部位、各組織系統都能得到鍛鍊，達到全面受益的效果。

（3）要按照每位老年人的健康狀況、運動技術基礎和習慣愛好等而選用健身內容。

如在健康狀況上，有的人老當益壯，有的人未老先衰；有的人已鍛鍊幾十年了，有的人才剛剛起步；有的習慣早練功，有的人樂於晚散步；有的人愛踢足球、打籃球、排球、網球，有的人愛揮刀、掄棒、舞劍、扎槍；有的人愛登山、野遊，也有的愛滑雪或冬泳等。穿衣戴帽各有所好，所好者未必無益，理全者未必皆取。

4. 健體應注意的事項

第一，自覺主動，身心合一。自覺主動，事可成，業可就。健體亦無二理。注意力集中，才能專心致志，才能身心合一。若身在曹營心在漢，體在運動，神飛九天，非但不能獲得應有之效，有時反受其害。

第二，因人而異、量力而行、運動量要適中。在健身中，不僅應按照自身的具體情況選用適合於自己的健身內容，即使是同樣的健體內容，每個人在動作中的用力大小、節奏的強弱、伸屈的程度等亦可有所不同。但不管體強體弱，都要盡自己的力量，認真地進行健身活動，達到適宜的運動量。

在體育活動中，特別是老年人，要想獲得健身的效果，達到預期的目的，掌握適宜的運動量是關鍵所在。從某種意義上說，運動的內容、方法等，都是為達到適宜的運動量而服務的。所以，從體育界的專家學者，到具有一般體育鍛鍊知識的人，無不重視運動量的掌握。據資料介紹：確定適宜運動量的原則有以下四點：

① 量不能太小，太小起不到健身作用。

② 量不能太大，太大對身體反而有害。據介紹，國外一家保險公司，在調查 5000 名已故運動員的生前健康後發現，其中有些人在 40～50 歲就患了心臟病，許多人的壽命比普通人還短。由於運動量太大而導致傷殘甚至喪命者，在國內也不罕見。

③ 量要由小而大，循序漸進，萬不可操之過急（注：這個由小而大，循序漸進，也是分階段有限度的，不是所有的人，在所有的階段都要由小而大）。

④ 所謂量大量小，要因人而異，要個體化。如何確定適宜的運動量，在一般情況下，可用心率作為衡量指標。對老年人來說，最適宜的心率是中等心率，即中等強度時的心率。其計算方法是 180 減年齡。例如某人 65 歲，則為 180–65＝115，這個 115 即是在活動過程中達到最大運動量的階段的每分鐘脈搏跳動的次數。不過，這個心率並不是對初次進行體育運動的老年人的要求，而是依照上述原則，由長期鍛鍊逐步達到的。

第三，循序漸進，勿緊勿鬆。練功家說：「緊了崩，慢了鬆，不緊不慢才是功。」特別是初次進行健身活動或改做新健身內容時，務要在動作做法上從易到難，從簡到

繁；在動作的規格標準上要從粗到細，從低到高；運動量上要由小而中而大，循序漸進，逐步提高。切忌奢望一朝一夕獲得體質大變。當然，也不可鬆鬆垮垮，日復一日，年復一年地無一改觀，因為不改觀也是一種改變，老年人進行健體活動類似逆水行舟，不退就等於向前。

第四，持之以恆、養成習慣。鍛鍊身體，或早或晚都應定時而做按時而休，日久天長成為習慣，形成條件反射，這樣可以收到事半功倍的效果。再加上常年堅持，必然能達到體健益壽延年的目的。

第五，多集體，少單行。其一，人老怕孤獨，鍛鍊適宜人多，集體有朝氣，易於振奮精神，促人上進；其二，人到老年體衰力弱，不宜單獨活動。所以，此時不論出外遊玩或健身等，都適於群起群行，這樣，便於相互關心，相互幫助。當然，如果獨居大院或環境適宜之地，各方條件具備，個人單練或夫婦同練，也是滿意之境了。

第六，順天應時，防沙避霧。所謂順天應時，在此處是指要按照春、夏、秋、冬四季時差的變化、氣溫的高低而及時改變活動的起、止時間，調整運動量的大小，更替衣著的厚薄等，以便做到適時而做，寒暖適度。風沙迷霧影響視線，易出事故，並有害於人的呼吸系統和珍貴的眼睛，所以在健體活動時，要盡力防風沙、避迷霧，必要時可改為室內活動。

第七，場地寬廣，氣新景佳。在健體活動時，最適於在場地寬廣、環境優美、陽光充足、空氣新鮮的環境中，使人心曠神怡，機體達到最佳狀態，則可獲得養神健體的良好效果。

第八，務要加強醫務監督。健身如同治國，要隨時體察民情，知其冷熱，掌握住群眾的脈搏，才能有的放矢，達到國富民強。在體育鍛鍊中，要由醫務監督和自我監督，及時瞭解自身的生理變化，以便採取有效措施，否則，潛病在身、兵臨城下，還尚不知，待屍橫運動場，則悟之晚矣！此類事故，各地都不難找。

第三節
古今中外名人養生之道

彭　祖

彭祖為殷朝末期大養生家。傳說他壽高 767 歲，引起殷王的極大興趣，特令人去請教他長壽之道。彭祖的養生方法可分三個方面，一是注意思想修養，二是養成良好的生活習慣，三是掌握補導之術。

傳記中說他性格恬靜，對世事不憂慮，抱達觀態度，不計較名譽得失，唯注意養生保健。

關於生活習慣，彭祖不主張禁慾，他指責那種「去人情、遠榮樂」的失去人之本性的修仙法。他認為，「人道當食甘旨，服輕麗，通陰陽，處官秩」，從事社會工作。他認為適當的物質享受和娛樂休息有利於長壽。所以，他說：「夫冬溫夏涼，不失四時之和，所以適身也；美色淑賢，幽閒娛樂，不致思慾之感，所以通神也；車服威儀，知足無求，所以一志也；八音五色，以悅視聽，所以導心

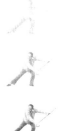

也；凡此皆以養壽。」但他告誡人們不能縱慾，不能享受過度，「譬如水火，用之過當，反為害也。」

老 子

老子是我國春秋時期著名的哲學家、被稱為道家的鼻祖。他一生中重視養生，享年84歲。還有傳說他活了一百六十餘歲或二百餘歲。老子認為：人體的生理功能與自然界的變化休戚相關，所以人體必須與自然規律相適應，才能長壽。並說：「順天者昌，違天者亡。」

他認為，人要想健康長壽，就要「清心寡慾、節制嗜慾」。他說：「罪莫大於嗜慾，禍莫大於不知足，咎莫大於慾得。」

孔 子

孔子是我國春秋時期的政治家、教育家，一生坎坷，享年72歲。他的養生之道有精神豁達、知足不貪、食居慎節、志趣廣泛等。

精神豁達：孔子的心胸極為開闊，對待生活一貫持達觀態度，即「在邦無怨、在家無怨，不怨天、不尤人」。他經常告誡弟子們要「君子坦蕩蕩」「不憂不懼」。

知足不貪：孔子在個人修養上時時以「修己」「克己」來約束自己，從不放縱自己的慾望。他概括人生少、壯、老三個生理階段之三戒：「少之時，血氣未足，戒之在色；及其壯也，血氣方剛，戒之在鬥；及其老也，血氣既衰，戒之在得。」得指非分之要求；意謂任何一個人，如果貪婪無度，挖空心思地謀取個人私利，過分追求名

譽、地位、金錢等，會大傷元氣，有損於健康長壽。

食居慎節：孔子對飲食起居十分注意，吃飯睡覺都有一定之規。他很注意飲食衛生，提出幾個避而不食，即糧食發黴變質不吃；肉魚腐爛不吃；食物變色不吃；氣味不正不吃。

志趣廣泛：孔子學識淵博，志趣廣泛。他精通詩書禮樂，對唱歌、彈琴、射箭、打獵、登山、駕駛車馬等都有興趣。

武則天

武則天是中國歷史上最有影響的女皇帝。她執政 21 年，壽終 82 歲。她自幼習文練武，14 歲入宮。唐太宗去世後，她到寺院每天盤膝靜坐，修身養性三年，調養身心。所以在他主持朝政的幾十年間，仍耳聰目明、體健智清。武則天興趣廣泛，不僅喜愛音樂、詩歌、練習書法，還愛好遊覽，飽賞大自然秀麗的風光；她胸懷廣闊，寬宏大度，這是她健康長壽的重要因素。

乾隆皇帝

乾隆在位 60 年，享年 89 歲，是中國封建社會中掌權最久、壽命最長的一位君主，被世人譽為「耄耋天子」「帝王壽魁」。他有 16 字的長壽秘訣：吐納肺腑、活動筋骨、十常四勿、適時進補。

「吐納肺腑」是每天黎明即起，進行「鼻吸口呼」的吐納法。「活動筋骨」是乾隆酷愛打太極拳、散步、爬山、旅行、狩獵、拉弓射箭、沐浴湯泉、巡遊名川勝景，

曾六次下江南飽覽自然風光。「十常四勿」「十常」是身體的 10 個部位經常活動，即齒常叩、津常咽、耳常彈、鼻常揉、眼常運、面常搓、足常摩、腹常旋、肢常伸、肛常提。這 10 個部位與人體經脈息息相通。「四勿」是食勿言、臥勿語、飲勿醉、色勿迷。「適時進補」，是根據不同的季節，多吃些營養豐富的滋補品，以及瓜果蔬菜和豆製品等。

翁同和

翁同和是清代名臣，為光緒皇帝之師，官至大學士後被慈禧太后放逐歸里。他閉門養晦，每夜臨睡前必在臥室內做三拜、九叩首 5 次，並將此法傳給大學士全慶。全慶每天起跪 40 次，磕頭 120 次，皆收到良好效果。翁壽終 75 歲，全慶享年 82 歲。

鄭板橋

鄭板橋是我國清代一位七品官、書畫家和詩人，他一生坎坷，諸多不幸。但他思想開闊、生活樂觀，正直廉潔，不計得失，但求必安。「難得糊塗」「吃虧是福」是他為人處事的信條，也是他對人的勸善之言。他的詩、書、畫號稱三絕。

齊白石

齊白石是我國著名國畫家，享年 97 歲。他有養生七戒：戒酒、戒菸、戒狂喜、戒悲憤、戒空想、戒懶惰、戒空度。他說：「一日不學，苦混一天！」因此，他每天學

習，得到收穫，樂在其中。

沈邁士

沈邁士是我國著名畫家，他在 94 歲高齡時仍然耳聰目明，身板硬朗。他概括了三句養生之道：「鍛鍊壯身，情緒治身，規律養身。」他說，鍛鍊的特點在動，動的作用在於通，氣血流通可以強身延年。他談到「情緒治身」時引用了「神安則壽延，神去則形敝」之語。他說，胸懷開闊，樂觀從容，可延年益壽，反之，易煩易怒、鬱悶緊張者，就易傷神、傷身。

關於「規律養身」，他說，有規律的生活習慣和生活方式，是養身長壽的要素。要做到飲食有節、起居有常，順天時之變，按節律而行，則可養身。他的生活規律有六定：定時起床、定時吃飯、定時工作、定時學習、定時散步、定時休息。他還堅持六不：不吸菸、不喝酒、不偏食、不貪食、不偷懶、不過勞。

英國皇室的養生之道

英國皇室成員出現在公眾面前時，總是精神飽滿、神采奕奕，身體狀況非常好。據瞭解，英國皇室成員基本上採取預防性的生活方式，以防為主，防養結合。

他們嚴格控制菸酒，利用一切機會呼吸新鮮空氣。王子的保姆說：「皇家成員對新鮮空氣特別有癮，不論天氣多麼惡劣，全家一道外出郊遊從不停止。」他們注意運動，王子愛打球，王妃打球還游泳。皇太后雖 80 高齡，仍愛戶外活動，常帶愛犬在戶外散步。在飲食方面嚴格遵守

高纖維、低脂肪的原則。

英國喜劇明星喬治的養生之道

喬治在 88 歲時，有人問他的長壽秘訣，他說：「這個很簡單，你不必擔心自己老了，該擔心的是自己生懶。所以，我常做體操，又走很多路。要是你想活到一百歲或一百多歲，你不能坐著等待，一定要站起來去追求。」他說：長壽最重要的關鍵是避免煩惱、壓力和緊張。

他說：「我認為退休後的最大危險是整天空閒，空閒就想到自己老了，言行也作老人狀，那可不妙！我不這樣，我堅信人只要能工作應該工作下去，找些有興趣的事幹，思想保持年輕，幹勁保持活躍，愛昨天也愛今天。總之，我的論點是憑著樂觀積極的人生態度，加上運動，長命百歲是不難達到的。」

原蘇聯醫學教授伊萬諾夫

伊萬諾夫活了 85 歲。他的保健法有六點：洗冷水澡；光腳走路；一週有一天不進食；不抽菸不喝酒；不懶惰、不自滿、不貪婪、不受驚；為人行善，保持愉快的心情。

第四節
養生歌訣

健康長壽歌

衣著整潔最當先，新式可穿，老式可穿。
膳食調好飽三餐，細糧香甜，粗糧香甜。
居室佈置貴雅觀，坐也安然，睡也安然。
晨起鍛鍊在公園，快跑三圈，慢跑三圈。
書法勤練情趣添，大字一篇，小字一篇。
下棋用腦益壽年，輸也三盤，贏也三盤。
運動場上轉一轉，排球也玩，籃球也玩。
三五知己聊聊天，古也談談，今也談談。
小孫活潑繞膝前，樂趣無邊，喜悅無邊。
老夫老妻逛公園，攜手並肩，邊走邊談。
恩愛夫妻勝當年，比膠還黏，比蜜還甜。
有害嗜好不沾邊，菸也不沾，酒也不貪。
豁達大度心地寬，能跑火車，能開輪船。
無憂無慮樂晚年，不是神仙，勝似神仙。

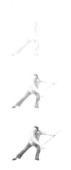

養生十六宜

面宜多擦，髮宜多梳，目宜常運，耳宜常凝，
齒宜常叩，口宜常閉，津宜常咽，氣宜常提，
心宜常靜，神宜常存，背宜常暖，腹宜常摩，

胸宜常護，囊宜常裹，言宜常簡，膚宜常浴。

日本推行的「健康十訓」

少肉多菜；少鹽多醋；少糖多果；

少食多嚼；少衣多浴；少言多行；

少慾多施；少憂多眠；少車多行；

少怒多笑。

第五節
養生悟語

唐代希運講：「供養十方諸佛，不如供養一個無心道人。」

無心者，內無疚、外無憂，人無爭、事適求，清靜無為，頤養天年。

明代真可講：「天力、地力、佛力、法力，不如自心之力。」

天力、地力、佛力、法力，皆屬外力，而自心之力為內力，即主觀能動之力。

休閒保健叢書

1. 瘦身保健按摩術
定價200元

2. 顏面美容保健按摩術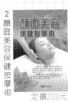
定價200元

3. 足部保健按摩術
定價200元

4. 養生保健按摩術
定價280元

5. 頭部穴道保健術
定價180元

6. 健身醫療運動處方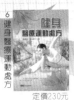
定價230元

7. 實用美容美體點穴術
定價350元

8. 中外保健按摩技法全集+VCD
定價550元

9. 中醫三補養生神補食補藥補
定價300元

10. 運動創傷康復診療
定價550元

11. 養生抗衰老指南
定價350元

12. 創傷骨折救護與康復
定價220元

13. 百病全息按摩療法+VCD
定價500元

14. 拔罐排毒一身輕+VCD
定價330元

15. 圖解針灸美容+VCD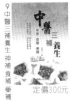
定價350元

16. 圖解針灸減肥
定價350元

圍棋輕鬆學

1. 圍棋六日通
定價160元

7. 中國名手名局賞析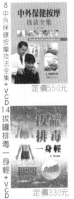
定價300元

8. 日韓名手名局賞析
定價330元

9. 圍棋石室藏機
定價250元

10. 圍棋不傳之道
定價250元

11. 圍棋出藍秘譜
定價250元

12. 圍棋敲山震虎
定價280元

13. 圍棋送佛歸殿
定價280元

14. 無師自通學圍棋
定價280元

15. 圍棋手筋入門 必做題
定價250元

象棋輕鬆學

1. 象棋開局精要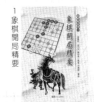
定價280元

2. 象棋開局精萃
定價280元

3. 象棋中局薈萃
定價280元

4. 象棋精巧短局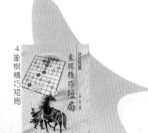
定價280元

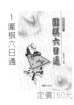

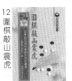

太極武術教學光碟

太極功夫扇
五十二式太極扇
演示：李德印 等
(2VCD)中國

夕陽美太極功夫扇
五十六式太極扇
演示：李德印 等
(2VCD)中國

陳氏太極拳及其技擊法
演示：馬虹(10VCD)中國
陳氏太極拳勁道釋秘
拆拳講勁
演示：馬虹(8DVD)中國
推手技巧及功力訓練
演示：馬虹(4VCD)中國

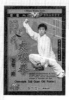
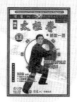

陳氏太極拳新架一路
演示：陳正雷(1DVD)中國
陳氏太極拳新架二路
演示：陳正雷(1DVD)中國
陳氏太極拳老架一路
演示：陳正雷(1DVD)中國
陳氏太極拳老架二路
演示：陳正雷(1DVD)中國
陳氏太極推手
演示：陳正雷(1DVD)中國
陳氏太極單刀・雙刀
演示：陳正雷(1DVD)中國

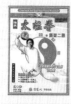
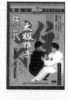
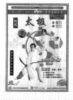

楊氏太極拳
演示：楊振鐸
(6VCD)中國

本公司還有其他武術光碟
歡迎來電詢問或至網站查詢
電話：02-28236031
網址：www.dah-jaan.com.tw

原版教學光碟

歡迎至本公司購買書籍

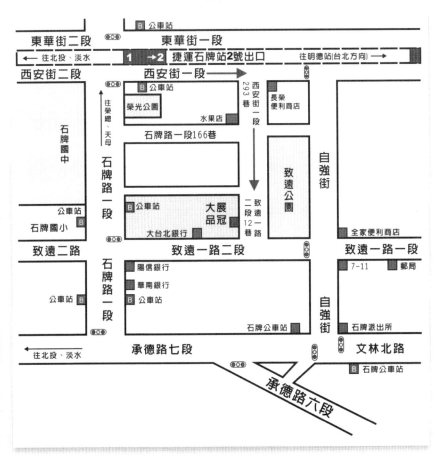

建議路線

1.搭乘捷運・公車

　　淡水線石牌站下車，由石牌捷運站２號出口出站(出站後靠右邊)，沿著捷運高架往台北方向走(往明德站方向)，其街名為西安街，約走100公尺(勿超過紅綠燈)，由西安街一段293巷進來(巷口有一公車站牌，站名為自強街口)，本公司位於致遠公園對面。搭公車者請於石牌站(石牌派出所)下車，走進自強街，遇致遠路口左轉，右手邊第一條巷子即為本社位置。

2.自行開車或騎車

　　由承德路接石牌路，看到陽信銀行右轉，此條即為致遠一路二段，在遇到自強街(紅綠燈)前的巷子(致遠公園)左轉，即可看到本公司招牌。

國家圖書館出版品預行編目資料

手杖健身法／趙瑞麟　著
　　　——初版，——臺北市，大展，2011〔民 100 . 02〕
　　　面；21 公分 ——（養生保健；44）
　　　ISBN　978－957－468－793－0（平裝；）
1. 健康法
411.1　　　　　　　　　　　　　　　　　　99024643

手杖健身法

著　　　者／趙瑞麟
責任編輯／張建林
發 行 人／蔡森明
出 版 者／大展出版社有限公司
社　　　址／台北市北投區（石牌）致遠一路 2 段 12 巷 1 號
電　　　話／（02）28236031・28236033・28233123
傳　　　眞／（02）28272069
郵政劃撥／01669551
網　　　址／www.dah-jaan.com.tw
E - mail ／ service@dah-jaan.com.tw
登 記 證／局版臺業字第 2171 號
承 印 者／傳興印刷有限公司
裝　　　訂／建鑫裝訂有限公司
排 版 者／弘益電腦排版有限公司
授 權 者／北京人民體育出版社
初版 1 刷／2011 年（民 100 年）2 月

定　價／200 元

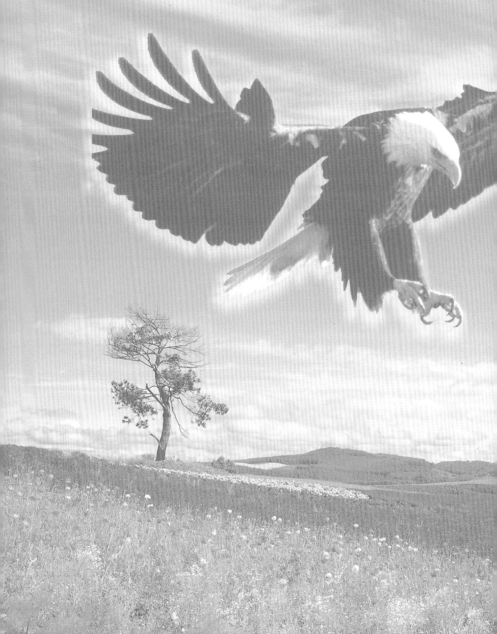

大展好書　好書大展

品嘗好書・　冠群可期